中山大学医学博物馆展藏品选

吴忠道　陈小卡　王斌　主编

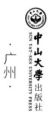

中山大学
出版社
SUN YAT-SEN UNIVERSITY PRESS
·广州·

图书在版编目（CIP）数据

中山大学医学博物馆展藏品选 / 吴忠道，陈小卡，王斌主编 . —广州：中山大学出版社，2020.9
　　ISBN 978 - 7 -306 - 06912 - 2

　　Ⅰ . ①中… 　Ⅱ . ①吴… ②陈… ③王… 　 Ⅲ . ① 中山大学医学院—校史—史料 　Ⅳ . ① R-40

中国版本图书馆 CIP 数据核字（2020）第 131952 号

出 版 人：王天琪
策划编辑：徐　劲　鲁佳慧
责任编辑：鲁佳慧
封面设计：刘　犇
责任校对：吴茜雅
责任技编：何雅涛
出版发行：中山大学出版社
电　　话：编辑部 020 - 84110283，84111996，84111997，84113349
　　　　　发行部 020 - 84111998，84111981，84111160
地　　址：广州市新港西路 135 号
邮　　编：510275　　　　传　真：020 - 84036565
网　　址：http://www.zsup.com.cn　E-mail：zdcbs@ mail. sysu. edu. cn
印 刷 者：佛山市浩文彩色印刷有限公司
规　　格：787 mm×1092 mm　1/16　9.75 印张　300 千字
版次印次：2020 年 9 月第 1 版　　2020 年 9 月第 1 次印刷
定　　价：80. 00 元

目　录

◎ 中山大学医学博物馆

中山大学医学博物馆于 2004 年 11 月 11 日揭幕开馆，坐落于广州市中山二路 74 号中山大学广州校区北校园内。该馆是一座建于 1925 年具有欧洲古典主义风格的三层建筑，又称"小红楼"，建筑面积约 350 平方米，展厅面积 300 余平方米，馆藏实物、图片近 3000 件。该馆以反映中山大学医科 150 多年来开我国西医教育先河、创医学教育文明的历史沿革为线索，以名人、大师为亮点，以医学发展为主题，通过珍贵的实物和图片，展示了中山大学医科在岭南地区乃至国内外医学发展的历史地位及其所做出的重要贡献。

◎ The Medical Museum of Sun Yat-sen University

The Medical Museum of Sun Yat-sen University, situated in the Guangzhou north campus of Sun Yat-sen University, 74 Zhongshan 2nd Road, Guangzhou, was opened on Nov.11, 2004. It is a three-storey building constructed in 1925 with a classical western style and it is commonly referred to as "the Red Mansion". It has a floor space of 350 square meters, with the show room covering 300 square meters. It possesses a collection of about 3000 pieces, including entities and pictures. The museum, focusing on celebrities and masters with medical development as it's theme, show how Zhongshan School of Medicine, Sun Yat-sen University, started and developed modern medical education in the past 150 years. The precious entities and pictures embody the historical status and important contributions of Zhongshan School of Medicine, Sun Yat-sen University to Lingnan region, to the whole country, and even to the world.

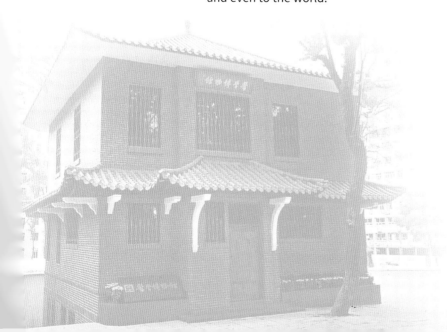

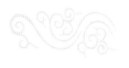

2004年11月11日，汪建平副校长主持中山大学医学博物馆揭幕仪式

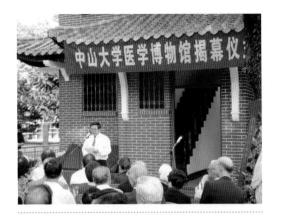

2004年11月11日，汪建平副校长主持中山大学医学博物馆揭幕仪式

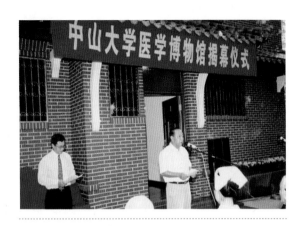

校党委副书记、副校长陈玉川致辞

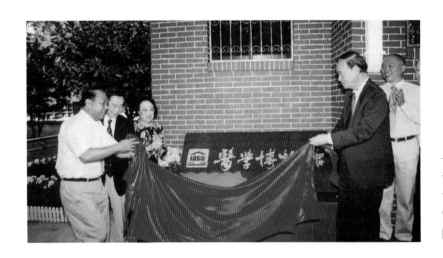

领导和校友代表为医学博物馆揭幕（左起陈玉川、雷尚斌、谭焕容、甄永苏、陈汝筑）

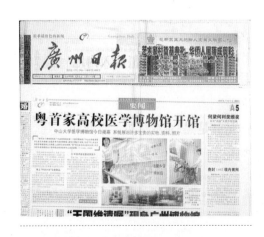

广东媒体报道了中山大学医学博物馆揭幕的消息

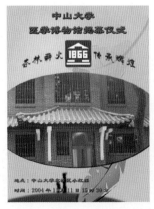
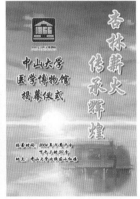

中山大学医学博物馆揭幕仪式海报

◎ 中山大学医科

　　中山大学医科教育始发于云山珠水间的广州，这里自古以来是中外海上贸易与文化交流的大港，清乾隆二十二年（1757）至鸦片战争为止，更成为中国唯一的对外通商口岸，因而，当地最先接触到近代传入中国的西方科学文化。开放性与兼容性成为以广州为地域文化中心的岭南文化的鲜明特色，使这方水土上的人们较易接受西方先进文化。来华传教的西方基督教传教士又擅长以行医辅助传教，以得民心。这使西方医学先于其他西方科学学科传入了中国。中国近代西医教育在这样独特的历史地理与历史人文条件下诞生，并成为中山大学医科教育的滥觞。中山大学医科教育发端"三源"，即岭南大学医学院、中山大学医学院和广东光华医学院，展示了中山大学医科教育发展初期的办学特征，亦展现了中国近代西医之缘起与中国西医医校的开端。中华人民共和国成立后的1953—1954年，根据国家高等院校调整的精神，上述这三所医学院校合并成新的华南医学院，新的医学院集中了三校优势，迎来大发展时期。学校经历了华南医学院、广州医学院、中山医学院、中山医科大学、中山大学等发展时期，中山大学医科教育发展道路完全与当代中国医学教育发展历程相一致。2001年，中山医科大学与中山大学合并，组建新的中山大学，中山大学医科教育进入依托综合性大学发展的新时期。中山大学医科教育延伸脉络与中国近代以来西医教育的沿革变迁相重合，共沧桑同辉煌，共有中国近现代西医教育从起源到发展的所有特点，展现一路走来的各历史时期的辉煌。

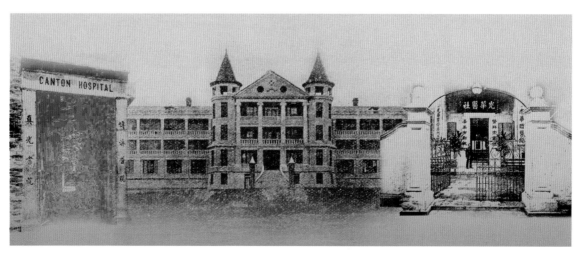

三　校　之　初

◎ 岭南大学医学院

　　岭南大学医学院前身为由美国传教士医师嘉约翰（John Glasgow Kerr）于1866年在博济医院内开办的医校。博济医院的前身——新豆栏医局创办于1835年11月，由美国传教士医师伯驾（Peter Parker）在广州新豆栏街创建，这是中国近代第一间西医院。后伯驾将医院交由嘉约翰主管。嘉约翰在广州谷埠购得地皮一块，重建医院，定名博济医院。1866年，嘉约翰在博济医院建校开班办学，是为中国第一间西医学校，曾命名为南华医学堂。以科学为基础的西方医学，为中国医学及其教育传授方式带来了根本性改变，中国医学史翻开了新的篇章。中国医学开始走向现代化的根本性改变。1879年，医校首招女生，开我国近代以来女子学习西医的先河。1886年，孙中山以"孙逸仙"之名入校学医，并从事革命活动。学校于1908年停办。1930年6月2日，医学传道会举行年会，决议将博济医院交由岭南大学接办，此决议为岭南大学所接受。岭南大学曾于1901—1912年办医学预科。移交手续于1930年7月23日正式举行，博济医院的全部财产和所有权由广州医学传道会移交给岭南大学校董事会，医院归属"岭南大学医学院（筹）"。国民政府批给建筑及开办的经费，另每年补助经常费。1934年，岭南大学董事会提出，孙逸仙博士与博济医院有密切关系，以其生前对博济医院的关怀，有必要纪念其功绩，成立孙逸仙博士纪念医学院筹备委员会。1935年11月2日，举办博济医院成立100周年暨孙中山先生开始学医并从事革命运动50周年纪念活动，举行"孙逸仙博士开始学医及革命运动策源地"纪念碑揭幕和医学院大楼奠基仪式。1936年，夏葛医学院经协商并入岭南大学，为大学开办医学院起了重要的推动作用。同年正式成立孙逸仙博士纪念医学院，为岭南大学所属学院之一，又称岭南大学医学院，学制6年，由黄雯任院长。抗日战争时期，该院曾先后迁至香港、广东曲江等地办学，于1946年回迁广州。

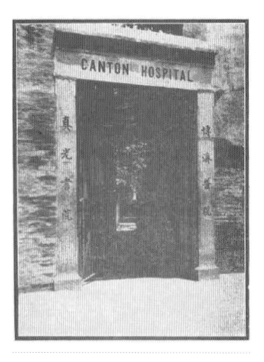

19 世纪后期，位于广州长堤的博济医院大门外景。1866 年创办的我国最早的西医学府设在博济医院内

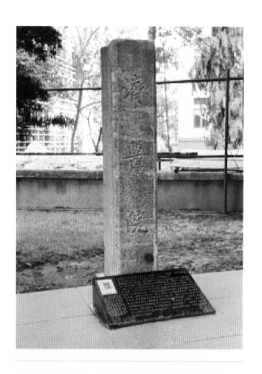

博济医院石柱（现存 3 个字"济医院"）。石柱原存于中山大学孙逸仙纪念医院，2004年 10 月，中山大学将其迁移至医学博物馆旁

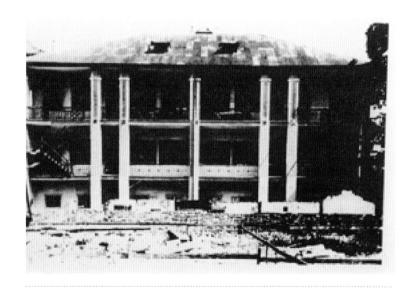

孙中山先生在博济医院所办西医校学医时住宿的哥利支堂宿舍

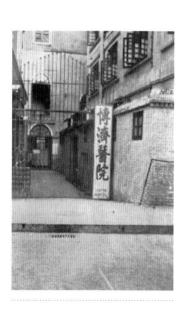

20 世纪 30 年代初，博济医院仁济街前门外景

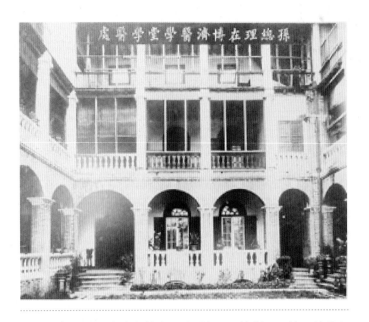

1886 年，孙中山先生在博济医院所办西医校学医，并开始从事反对清朝封建统治的民主革命活动

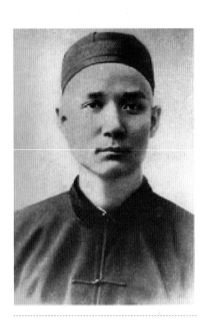

孙中山青年时期照片（摄于 1883 年）

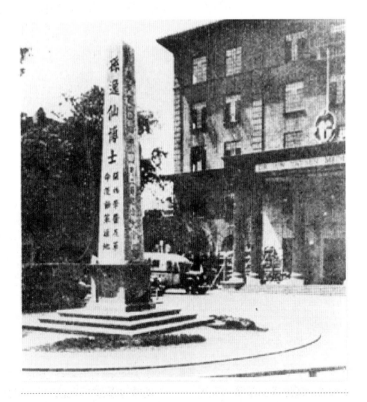

1886 年，孙中山在我国最早的西医学府学医并从事革命活动。为缅怀伟人，1935 年，在学堂原址建造了"孙逸仙博士开始学医及革命运动策源地"纪念碑，落成典礼由孙中山之子孙科主持

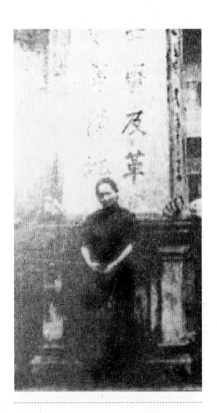

1938 年 8 月，宋庆龄在孙逸仙博士纪念医学院留影

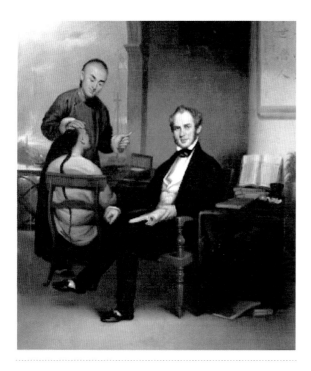

博济医院首任院长美国医生伯驾与中国医生关韬在博济医院行医（英国钱纳利画于 1839 年）

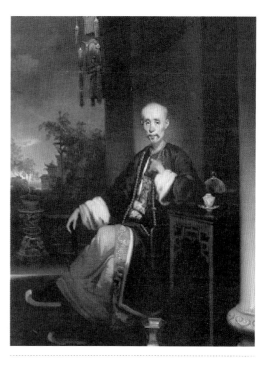

购地赠予博济医院建院的清末广州十三行富商伍秉鉴（又名伍怡和）（英国钱纳利画于 19 世纪初）

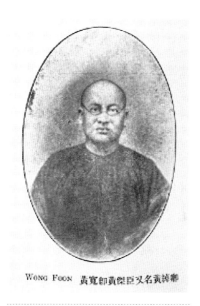

黄宽，我国第一代西医，第一个留学英国的医学博士，博济医院首位华人院长

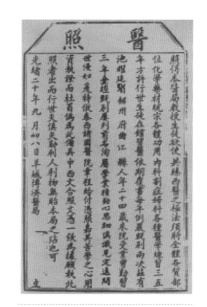

博济医局于 1894 年 10 月 9 日发给池耀廷的毕业证书（中文本）

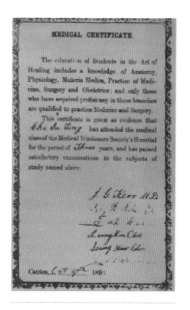

博济医局于 1894 年 10 月 9 日发给池耀廷的毕业证书（英文本）

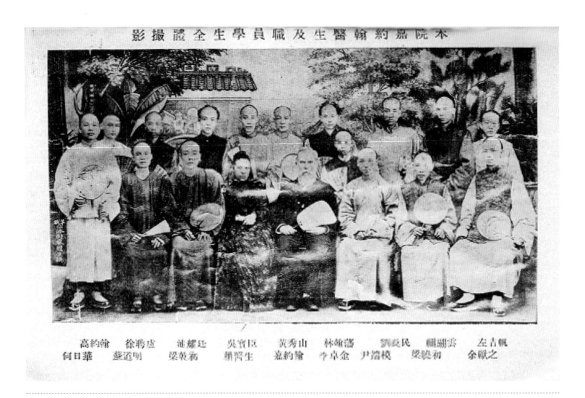

嘉约翰　徐聘虞　江耀廷　吴赞臣　黄秀山　林翰藩　刘襄民　赖翩云　左吉帆
何日蕃　苏道明　梁乾初　颜智生　嘉约翰　李卓金　尹瑞模　梁晓初　余赋之

1894 年，嘉约翰回美国休养，教员与学生欢送合影

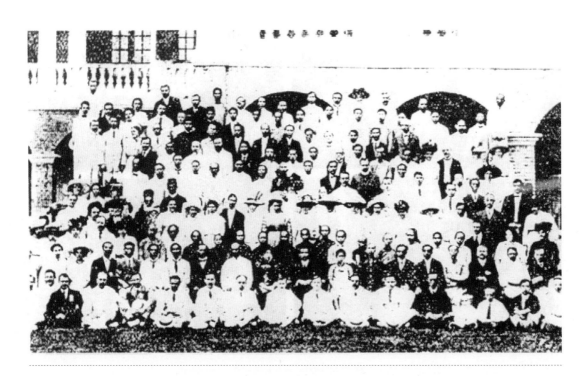

1912 年，孙中山先生回博济医院视察时留影

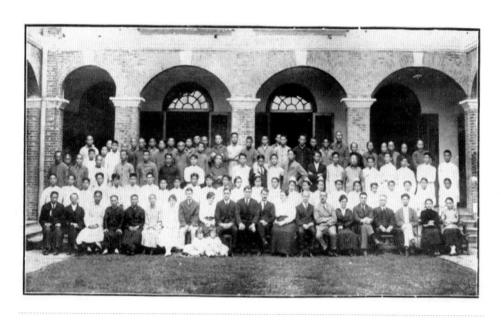

1918 年，博济医院中外职工合影

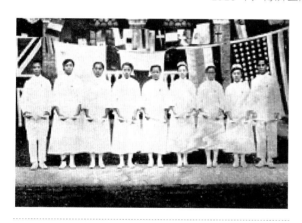

1920 年，博济医院护士学校毕业生合影

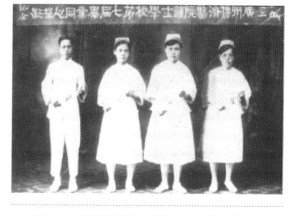

1922 年，博济医院护士学校第七届毕业生合影

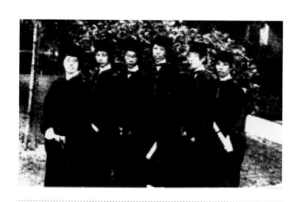

1937 年 6 月 22 日，孙逸仙博士纪念医学院首届
毕业生合影

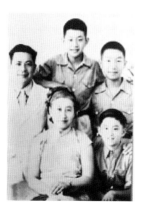

李廷安，我国公共卫生
教育的先驱者之一，
1946—1948 年任岭南
大学医学院院长。图为
李廷安（左一）与夫人
王淑贤、儿子（李宝善、
李宝健、李宝良）于
1947 年的合影

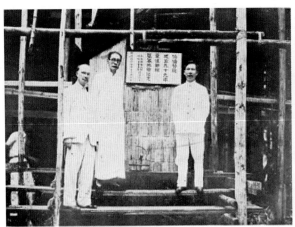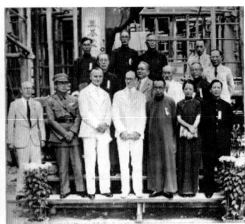

1934 年，博济医院成立 99 周年重建新院奠基典礼

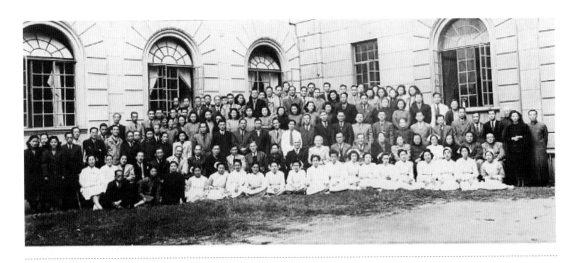

1949 年 1 月 22 日，岭南大学医学院、博济医院全体人员欢送美国嘉惠霖医生回国合影

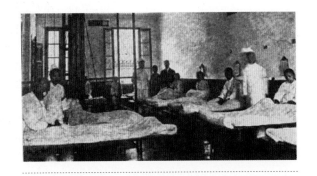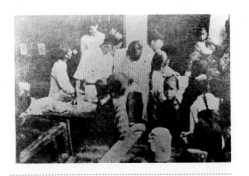

20 世纪，博济医院的妇科病房　　　　20 世纪初，博济医院门诊部病人看病的情景

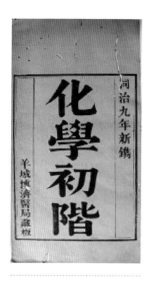

1870 年，博济医局《化学初阶》重刻本

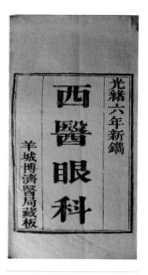

1880 年，博济医局《西医眼科》重刻本

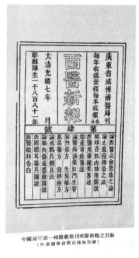

现存我国最早的西医刊物《西医新报》

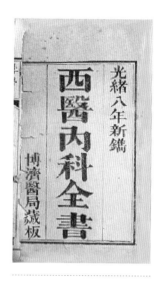

1882 年，博济医局《西医内科全书》重刻本

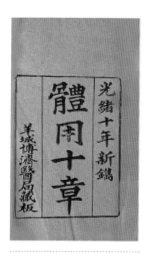

1884 年，博济医局《体用十章》重刻本

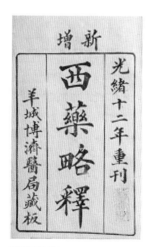

1886 年，博济医局《新增西药略释》第 2 版

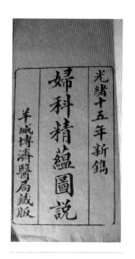

1889 年，博济医局《妇科精蕴图说》重刻本

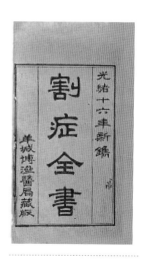

1890 年，博济医局《割症全书》重刻本

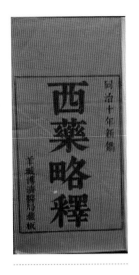

1871 年，博济医局
《西药略释》重刻本

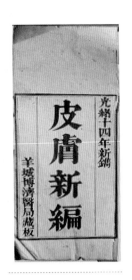

1888 年，博济医局
《皮肤新编》重刻本

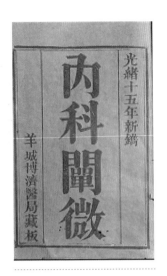

1889 年，博济医局
《内科阐微》重刻本

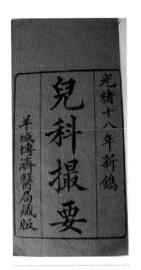

1892 年，博济医局
《儿科撮要》重刻本

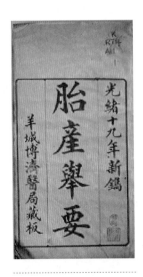

1893 年，博济医局
《胎产举要》重刻本

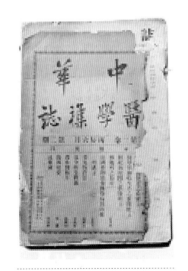

早期《中华医学杂志》

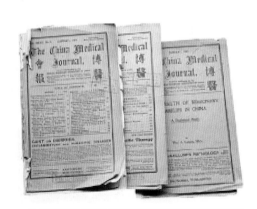

《博医会报》1911 年 3 月版和 1912 年 1 月版

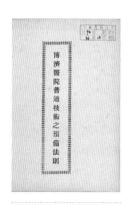

孙中山在自传中忆述 20 岁时在博济医院习医

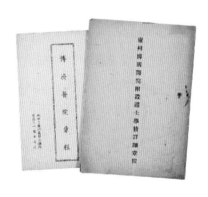

《博济医院普通技术之预备法则》

《中华医学杂志》记载 1847—1900 年博济医院多项我国医学之最

20 世纪 40 年代初的《博济医院章程》原件

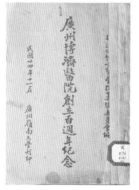

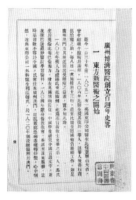

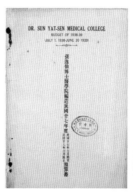

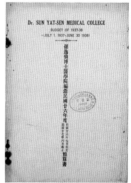

《广州博济医院创立百周年纪念》

《孙逸仙博士纪念医学院编造民国廿六年度预算书》（1937—1938 年）和《孙逸仙博士纪念医学院编造民国廿七年度预算书》（1938—1939 年）

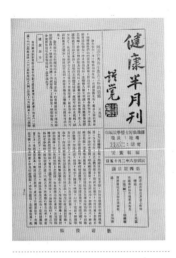

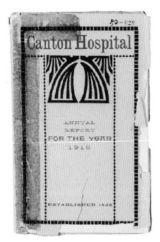

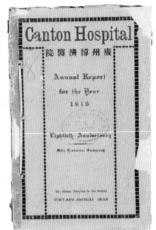

岭南大学首任华人校长钟荣光
为《健康半月刊》题刊名

1915 年、1916 年，《广州博济医院年报》

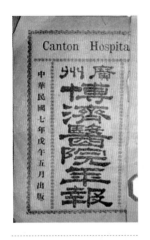

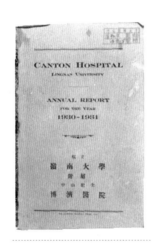

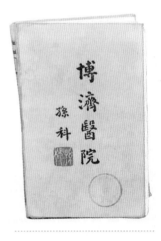

1918 年 5 月，《博济
医院年报》

1930—1931 年，《岭南
大学附属中山纪念博济
医院年报》

1935 年，孙科为博济医院
创立 100 周年纪念册题写
院名

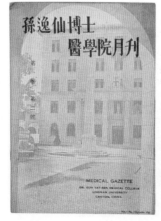

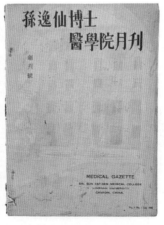

　　　1938 年，《孙逸仙博士纪念医学院月刊》创刊号及第二期

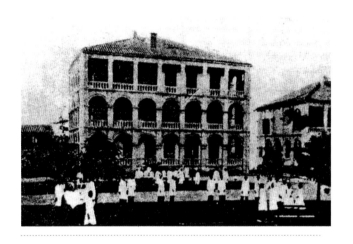

1901 年，女医学堂原址

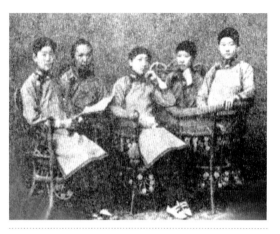

1908 年 8 月，夏葛女医学堂的女学生

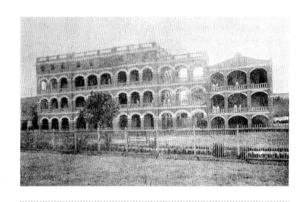

1912 年 5 月，夏葛女医学校

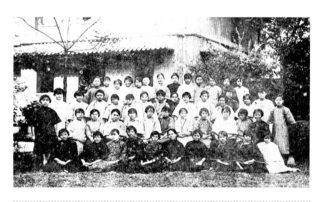

1929 年，夏葛医科大学的女学生

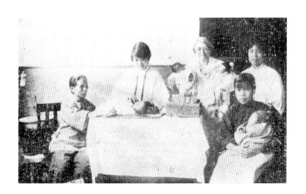

1936 年，夏葛医学院儿童卫生门诊

中山大学医学博物馆展藏品选

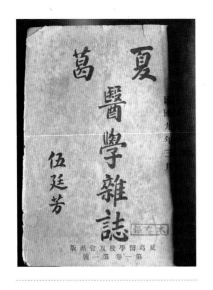

1920 年 3 月，《夏葛医学杂志》

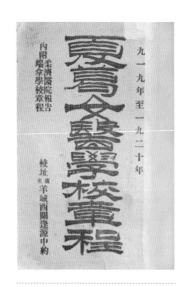

1919—1920 年，《夏葛女医学校章程》

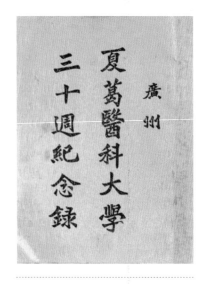

1929 年 12 月，《广州夏葛医科大学三十周年纪念录》

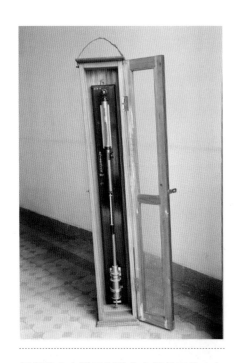

早期岭南大学医学院生化科使用的大气气压测量仪

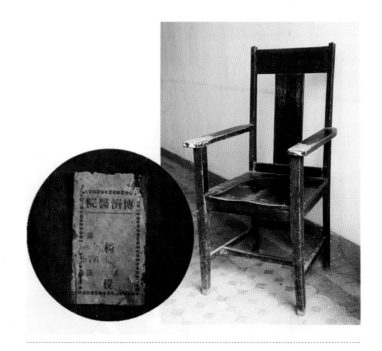

岭南大学"学士椅"，椅子底面贴有"博济医院"字样的标签，为早期学生用的椅子

◎ 中山大学医学院

　　中山大学医学院前身为广东公立医科大学。1909 年春，私立广东公医医学专门学校创立。钟宰荃、区达坡、汪端甫、高少琴、廖竹笙、许序东、李璧瑜、陈宜禧、廖继培、刘儒廪、赵秀石、郑楚秀等 40 多人为校董，潘佩如为首任校长，学制 4 年，租赁广州西关十三甫民房为校舍。1910 年，学校购置长堤天海楼以兴建医院，并将学校迁至天海楼紧邻湖音街口的租赁的自理会房屋。1924 年，私立广东公医医学专门学校改名为广东公立医科大学，学制 6 年。1925 年 6 月，广东公立医科大学学生向广东国民政府请愿，要求将学校并入广东国民政府管理的广东大学。当年 6 月 25 日，广东国民政府发布命令，即日接管广东公立医科大学并转为广东大学医科。1926 年，广东大学改名为中山大学，广东大学医科改名为中山大学医学院。

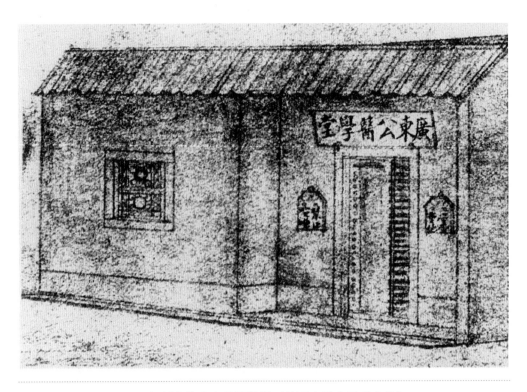

1909 年创办的广东公医学堂（位于广州十三甫北约）

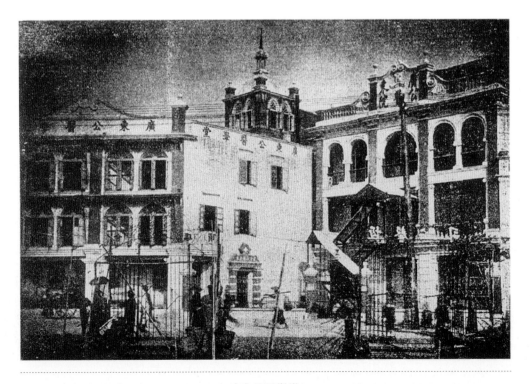

广东公医学堂

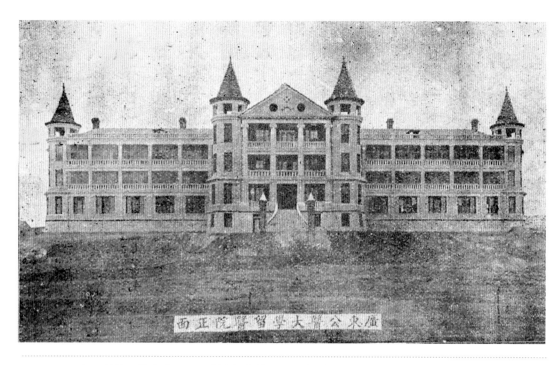

1918 年 3 月竣工的广东公医医学专门学校附属医院（现中山大学广州校区北校园办公楼）

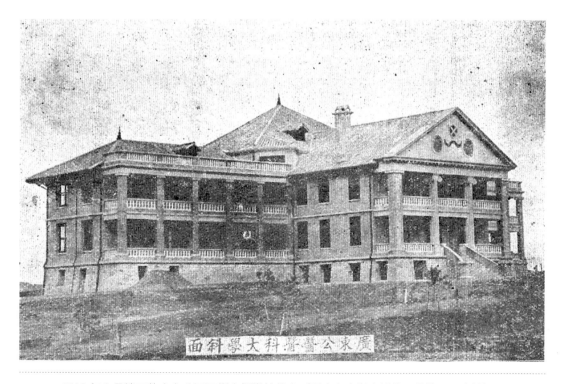

1918 年 3 月竣工的广东公医医学专门学校校舍（现中山大学广州校区北校园图书馆）

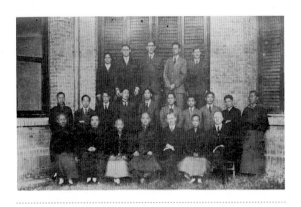

1921 年，广东公医医学专门学校教职员合影

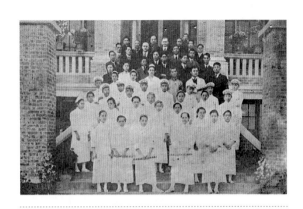

1921 年广东公医医学专门学校全体职工在医院（现中山大学广州校区北校园办公楼）门前合影

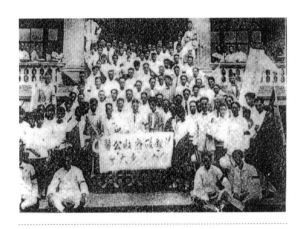

1925 年，广东公立医科大学学生在校门前（现中山大学广州校区北校园图书馆）请愿要求政府将学校收并入广东大学

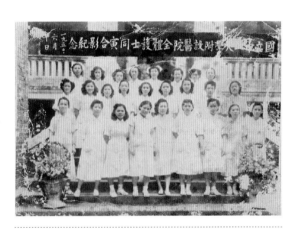

中山大学医学院附属医院护士在医院（现中山大学广州校区北校园办公楼）门前合影

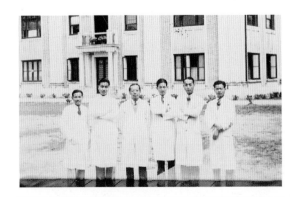

病理研究所教职工合影，左起：曾志平、杨简、梁伯强、王典羲、袁博之、刘国勋

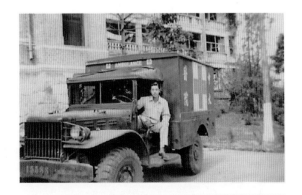

1947 年 4 月，中山大学医学院病理教研室凌启波摄于中山大学医学院附属医院前

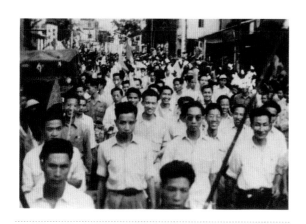

1949 年，中山大学医学院学生参加欢庆广州解放游行

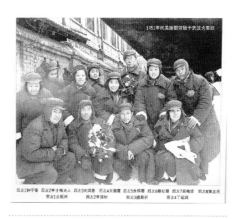

1951 年，中山大学医学院抗美援朝医疗队

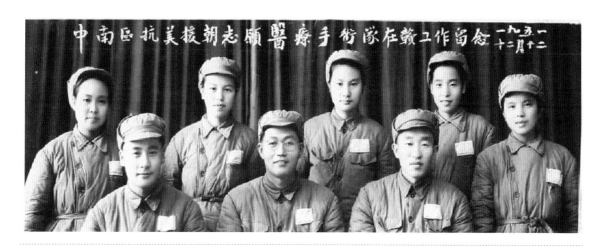

1951 年 12 月 12 日，中山大学医学院第一附属医院廖适生所在抗美援朝医疗队在赣工作合影

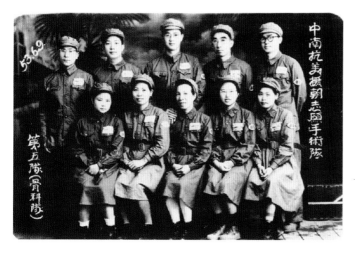

1953 年 6 月，中山大学医学院抗美援朝队员合影，后排右三邝公道，后排右一李振权

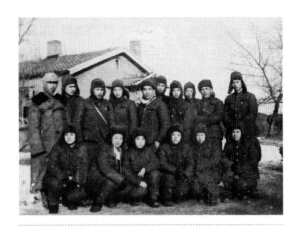

1951年，抗美援朝战争爆发，中山大学医学院附属第一医院组织了医疗队奔赴前线，由蔡纪辕（后排右一）担任队长，后排左五李国材

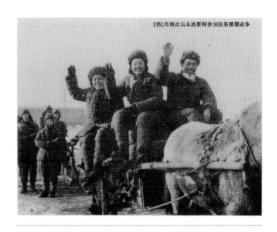

1951年，中山大学医学院李国材教授等在鸭绿江边留影

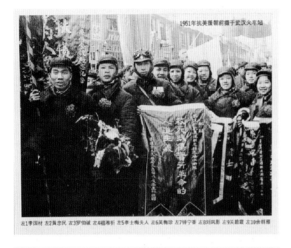

1951年，中山大学医学院附属第一医院抗美援朝医疗队摄于武汉火车站

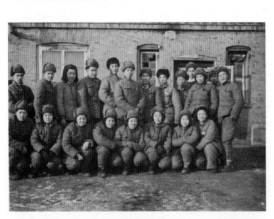

1951年，中山大学医学院附属第一医院抗美援朝医疗队在朝鲜合影

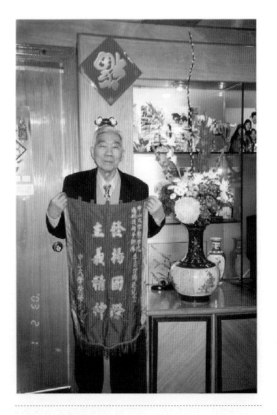

2003年2月，李国材教授在家中展示当年荣获的抗美援朝锦旗

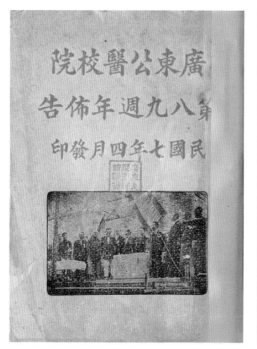

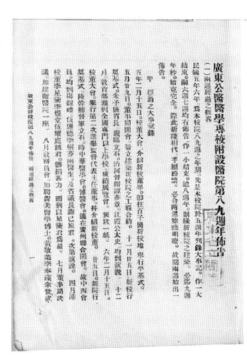

1919 年 4 月，《广东公医校院第 89 周年布告》

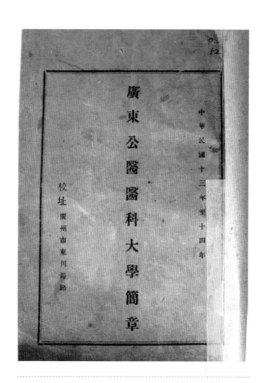

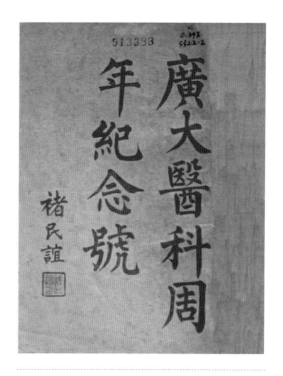

1924—1925 年，《广东公医医科大学简章》　　　　1925 年《广东大学医科周年纪念号》

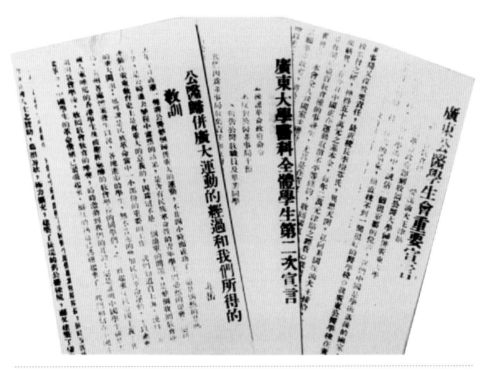

1925 年 6 月 29 日，广东公立医科大学学生会发表了"广东公医学生会重要宣言"，请求国民政府将学校收并入广东大学

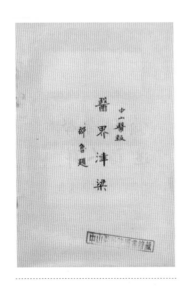

邹鲁为《中山医报》题词

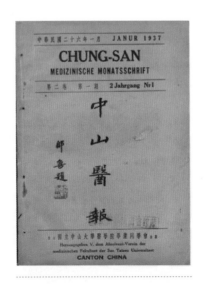

1937 年 1 月，《中山医报》第 2 卷第 1 期

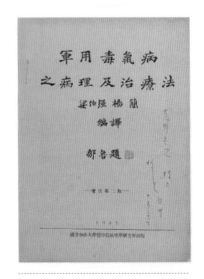

1937 年，中山大学医学院病理学研究所梁伯强等编译的《军用毒气病之病理及治疗法》

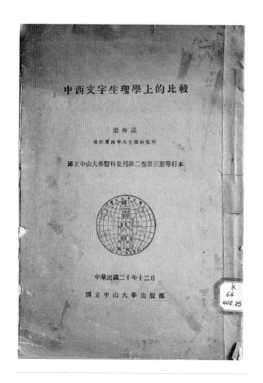

1931 年 12 月，中山大学生理研究所梁仲谋的《中西文字生理学上的比较》

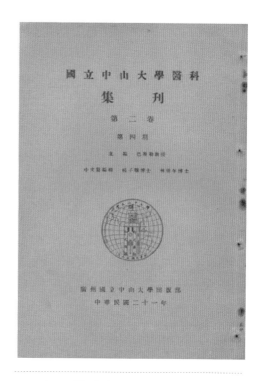

1932 年，《国立中山大学医科集刊》第 2 卷第 4 期封面

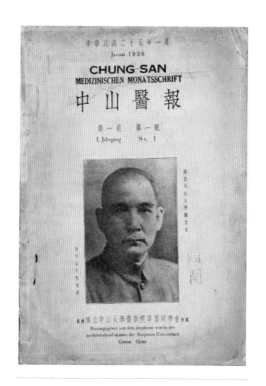

1936 年 1 月，《中山医报》创刊号封面

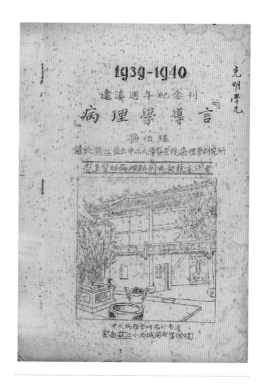

1939—1940 年，梁伯强主编的《病理学导言》

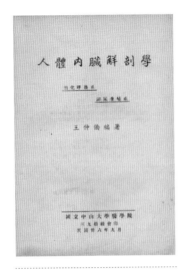

1947 年，中山大学医学院
王仲侨编著的《人体内脏
解剖学》

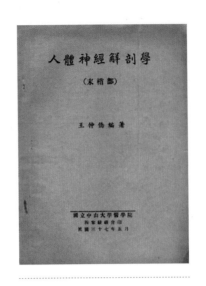

1948 年，王仲侨编著的《人体
神经解剖学》

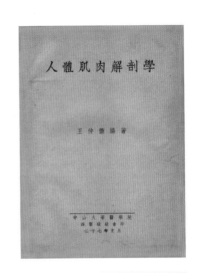

1948 年，王仲侨编著的《人体
肌肉解剖学》

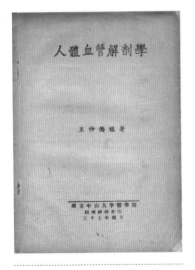

1948 年，王仲侨编著的《人体
血管解剖学》

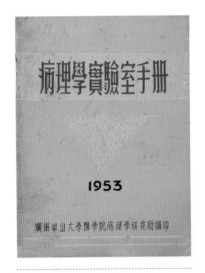

1953 年，中山大学医学院病理学
研究所编《病理学实验室手册》

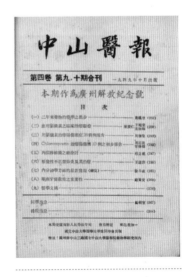

中山大学医学院《中山医报》
1949 年第 4 卷第 9、10 期合刊

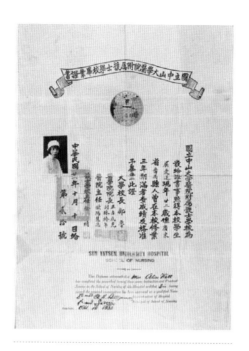

1932 年，中山大学医学院屈爱莲教授的
中山大学医学院附属护校毕业证书

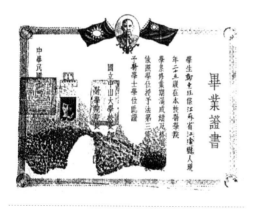

中山大学医学院郑惠国教授的毕业证书
（复印本）

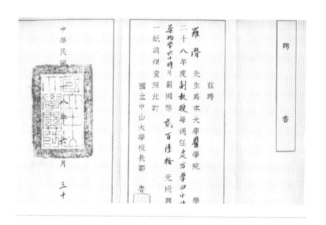

1939 年，罗潜被聘为中山大学医学院药物研究所副教授
的聘书

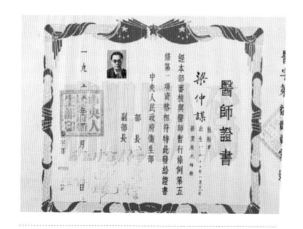

中山大学医学院生理研究所梁仲谋教授的医师证书

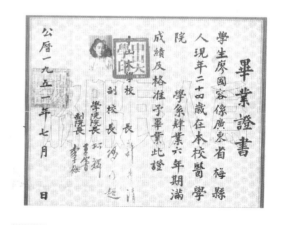

1951 年，中山大学医学院学生毕业证书

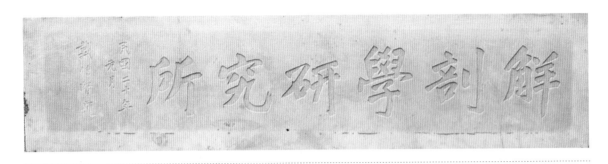

1931 年元月，时任中山大学校长戴传贤题中山大学医学院"解剖学研究所"石匾额

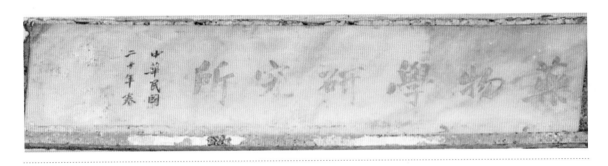

1931 年春，时任中山大学校长戴传贤题中山大学医学院"药物学研究所"石匾额

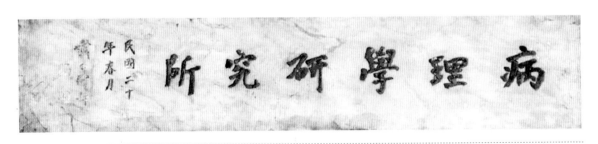

1931 年春，时任中山大学校长戴传贤题中山大学医学院"病理学研究所"石匾额

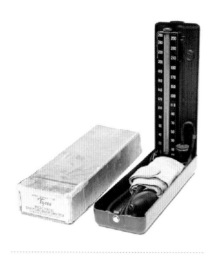

20 世纪 30 年代，德国产血压测量计

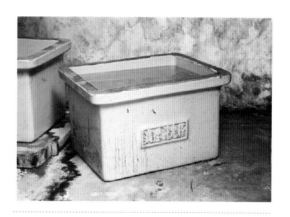

20 世纪 40 年代，中山大学医学院病理研究所大体标本固定缸

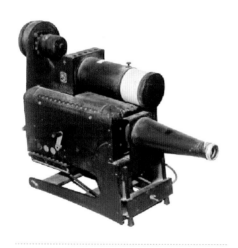

20 世纪 40 年代，美国产教学用投影机

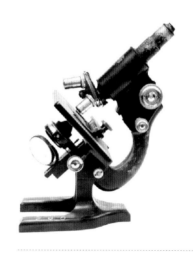

20 世纪 40 年代，美国产显微镜

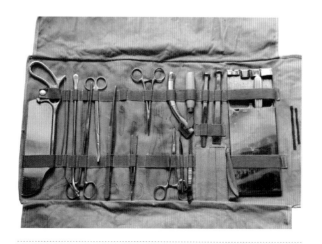

中山大学医学院病理学研究所使用过的美国 1947 年制造的尸体解剖器械

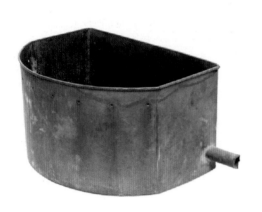

20 世纪 40 年代，解剖盛水器

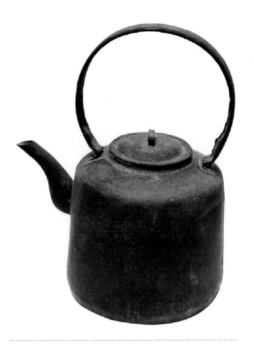

20 世纪 40 年代，水壶

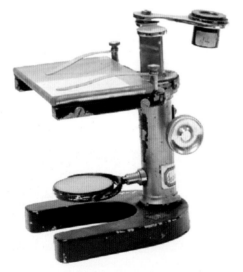
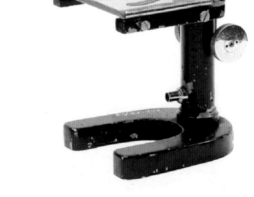

20 世纪 50 年代，玻片放大镜

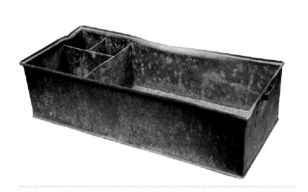

20 世纪 40 年代，病理玻片染色槽

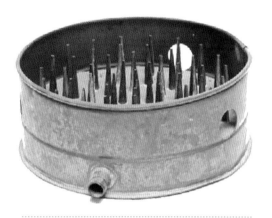

20 世纪 40 年代，试管冲洗器

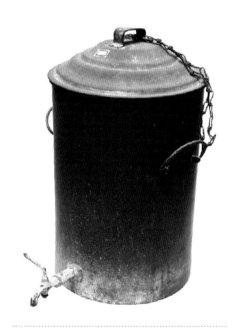

20 世纪 40 年代，实验室用铜水桶

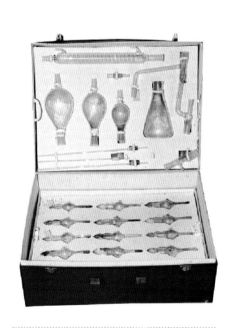

实验室玻璃仪器

◎ 广东光华医学院

　　广东光华医学院前身为始建于1908年春的广东光华医学堂。该校创办人士有陈子光、梁培基、郑豪、左吉帆、刘子威、陈则参、叶芳圃、王泽民、池耀庭、伍汉持、苏道明、刘禄衡、高约翰、黄萼等数十人，于1907年首先倡设广东光华医社，推举梁培基为医社的社长，筹办医校，后得广州市五仙门关部前麦氏的7间大屋为校舍，于1908年3月正式成立广东光华医学堂，学制4年，首任校长郑豪，并聘请陈衍芬医生主持教务兼任医院院长。1912年，更名为私立广东光华医学专门学校。后学制改为5年。1921年，在广州大东门外和尚岗扩建新校和医院。1928年，改名为私立广东光华医科大学。1929年，南京国民政府正式核准该校立案命名为私立广东光华医学院，学制6年。抗日战争时期，该校迁至香港设立临时授课处。1946年3月，该校在广州复办。同年秋，在广州和尚岗的新校舍基本建成，该校本部迁至新校舍办学。

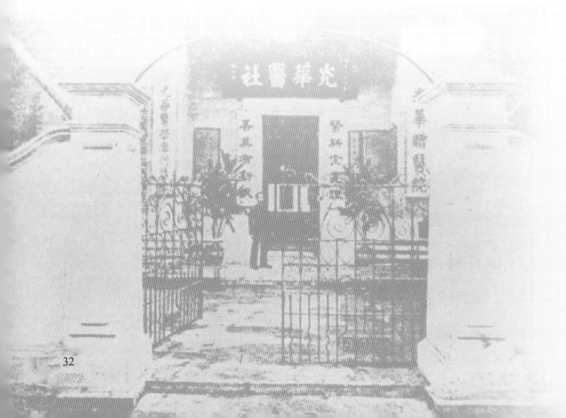

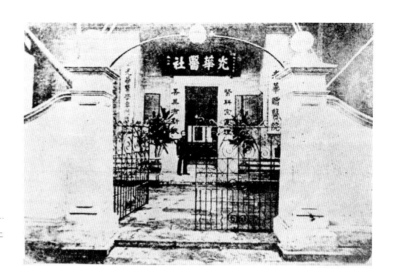

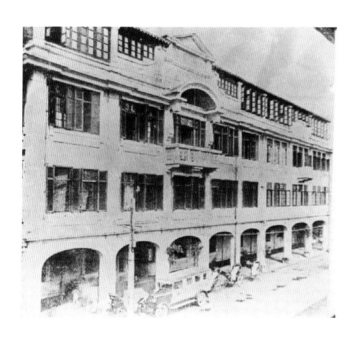

1908 年，广东光华医学堂创办时位于
五仙门关部前的外景

1929 年，位于广州市泰康路的广东光华医学
专门学校医院

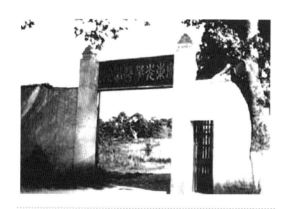

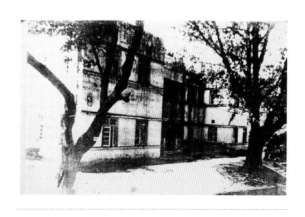

1935 年，迁建广州市先烈路后的广东光华医学院
校门

位于广州市先烈路的广东光华医学院校舍一角

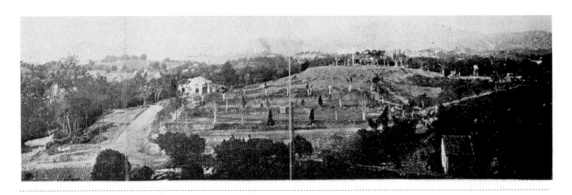

20 世纪 30 年代，广东光华医学院位于广州市先烈路和尚岗的新址

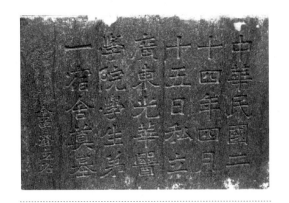

1935 年 4 月，广东光华医学院学生第一宿舍奠基碑

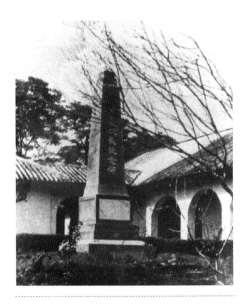

广东光华医学院院长郑豪纪念碑（摄于 1948 年）

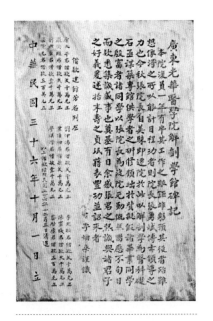

1947 年 10 月，广东光华医学院
解剖学馆碑记

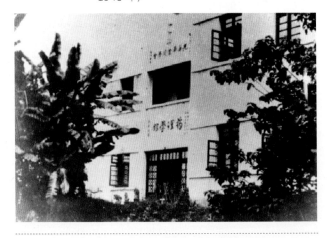

1949 年，广东光华医学院建成药理学馆

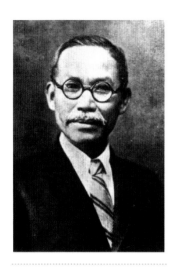

广东光华医学堂创始人之一，
光华医社董事长、社长梁培基

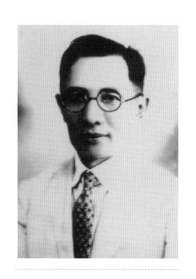

广东光华医学堂创始人之一、
光华医学院首任校长郑豪

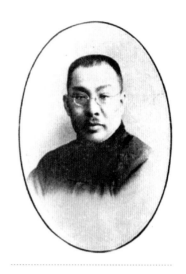

广东光华医学堂创始人之一，
著名教育家、史学家陈垣先生

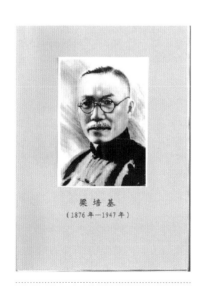

梁培基纪念册

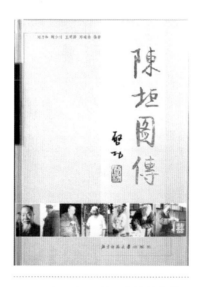

2002年8月，刘乃和等编著的
《陈垣图传》

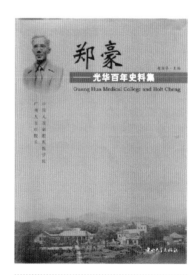

2008年10月，郑浩华主编的
《郑豪——光华百年史料集》

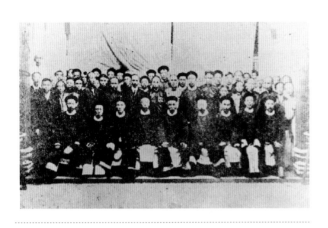

1908 年 11 月 15 日，光华医社正式成立时广东省官绅莅临观礼留影

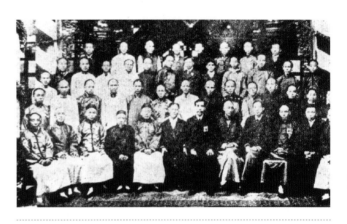

1908 年，广东光华医学堂开课后第一次全体员生合影

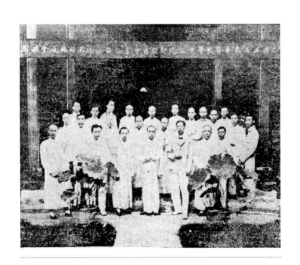

1909 年 5 月，郑豪参加在挪威举行的国际麻风病学术大会

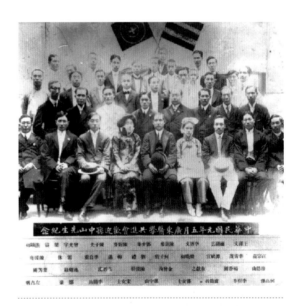

1912 年 5 月，广东光华医学堂郑豪校长及教员参加广东医学共进会欢迎孙中山先生返粤纪念照

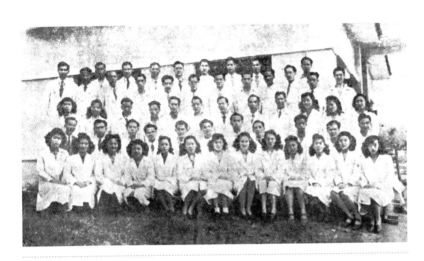

1949 年 4 月 7 日，广东光华医学院健社成立 3 周年合影

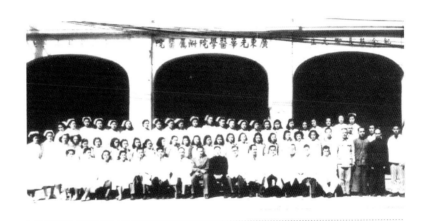

1949 年 12 月，广东光华医学院附属医院成立 41 周年全体医护人员合影

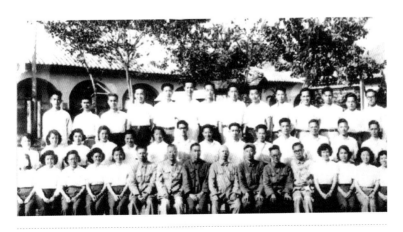

1952 年 7 月，广东光华医学院 1953 届结业时师生合影

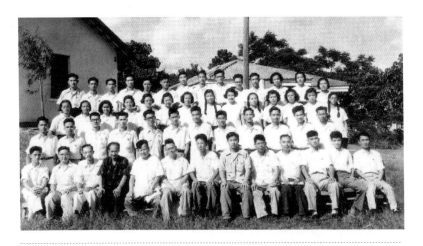

1953 年 7 月 9 日，广东光华医学院 1954 届结业时师生合影

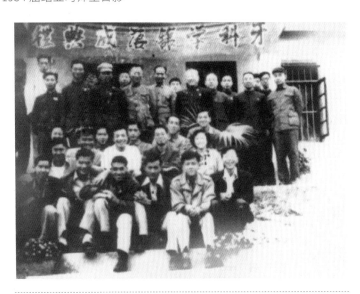

1953 年，广东光华牙科学馆落成

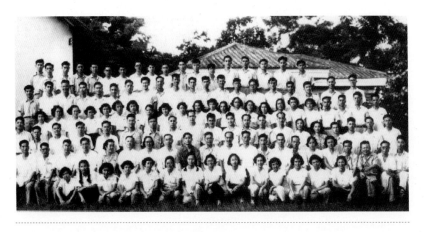

1954 年，广东光华医学院 1955B 班结业时师生合影

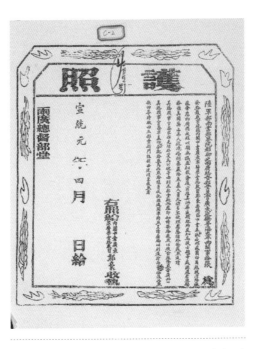

1909 年，广东光华医学堂校长郑豪参加挪威
万国麻风会议，清政府颁发的出国护照

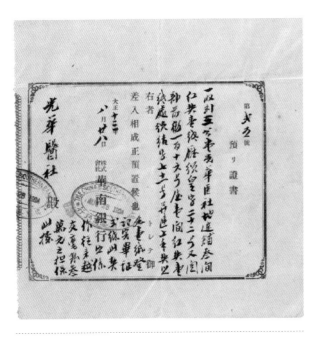

1924 年 8 月，广东光华医社抵押房产筹措办学经费的
银行凭据

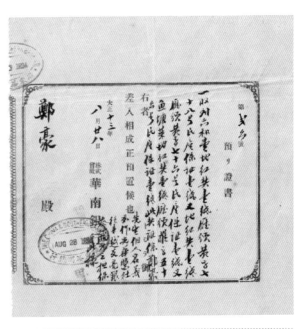

1924 年 8 月，郑豪抵押家产筹措办学经费的银行凭据

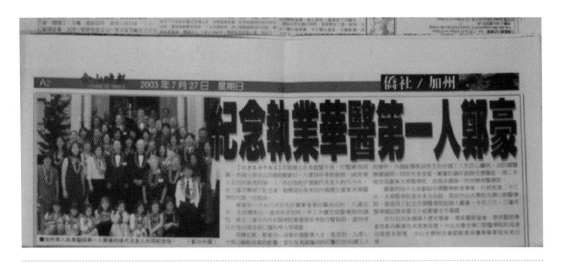

2003 年 7 月 27 日，《金山时报》第 A2 版刊登《纪念执业华医第一人郑豪》报道

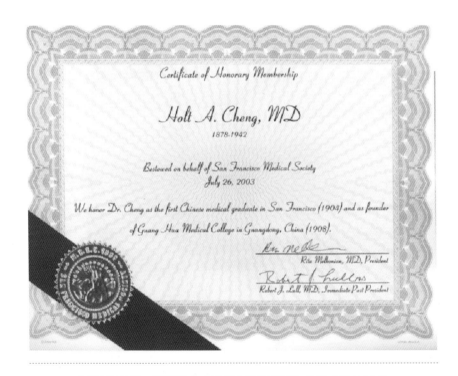

2003 年 7 月，美国旧金山医学会追授郑豪为名誉会员的证书

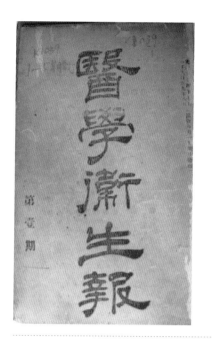

1908 年 8 月，梁培基等主编的
《医学卫生报》创刊

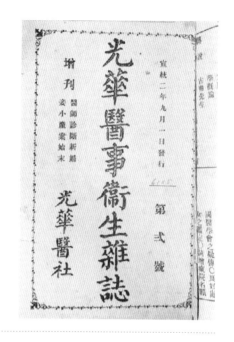

1910 年，光华医社陈垣主编的《光华
医事卫生杂志》

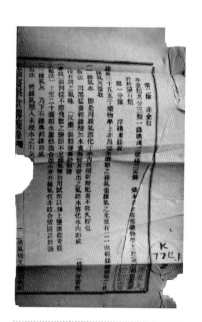

1912 年，《光华医学堂讲义录·
药物学》残页（原件藏于孙中山
文献馆）

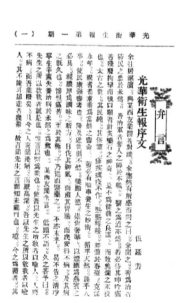

1918 年 7 月，《光华卫生报》创刊号

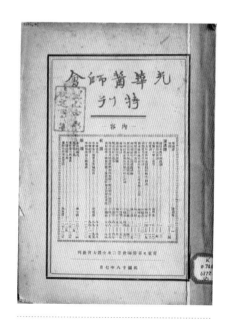

1929 年 7 月，广东光华医师会第二次
全体大会发行《光华医师会特刊》

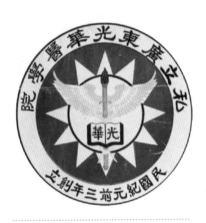

《广东光华医学院概况》内刊上
的院徽

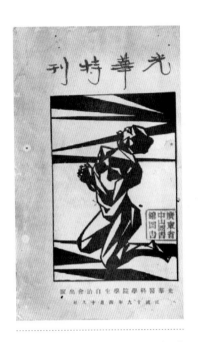

1930 年 4 月 19 日,《光华特刊》

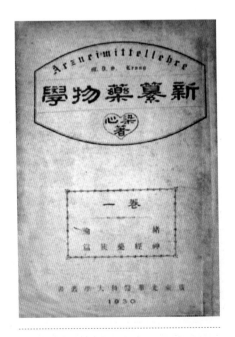

1930 年,广东光华医科大学梁心著的
《新纂药物学》

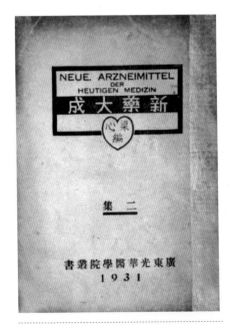

1931 年,广东光华医学院梁心著的
《新药大成》

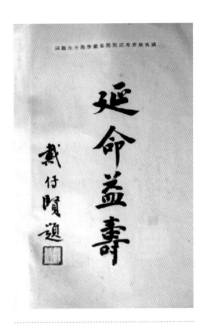

1931 年，戴传贤为广东光华医学院梁心著的《新药大成》题词

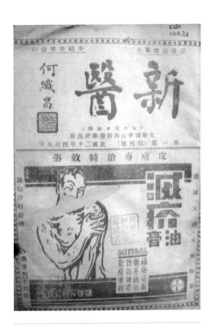

1931 年 4 月 5 日，《新医》创刊号

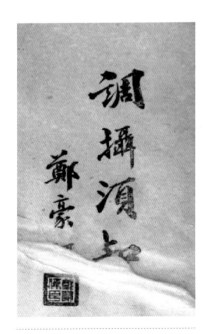

1931 年 4 月 5 日，广东光华医学院郑豪院长为《新医》杂志创刊题词

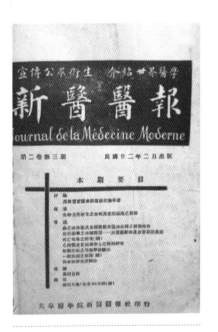

1932 年 12 月，李焕燊主编的《新医医报》

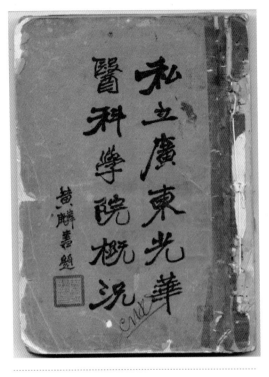

1935 年 6 月，《私立广东光华医科学院概况》

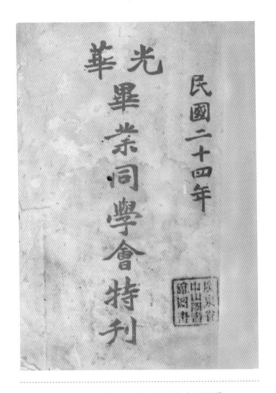

1935 年，《光华毕业同学会特刊》

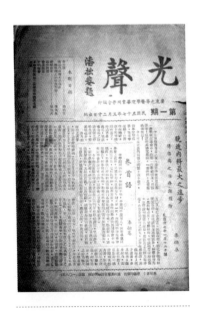

1948 年 3 月 20 日，《光声》
创刊号

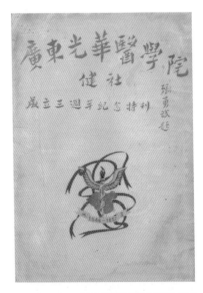

1949 年，张勇斌院长为广东光华
医学院健社成立 3 周年纪念特刊题
词

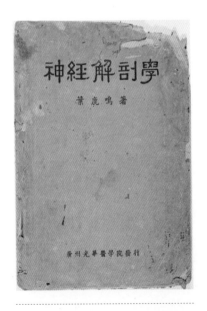

1950 年 7 月 15 日，叶鹿鸣著的
《神经解剖学》

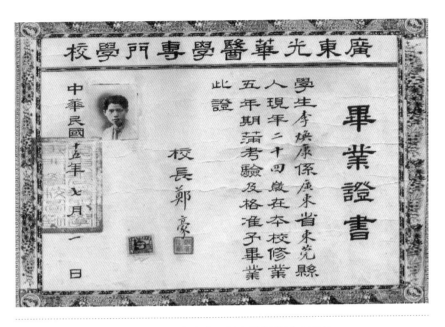

1926 年，广东光华医学专门学校毕业证书

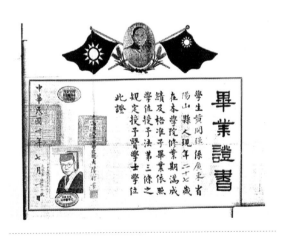

1941 年，广东光华医学院毕业证书

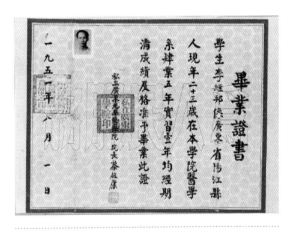

1951 年，广东光华医学院毕业证书

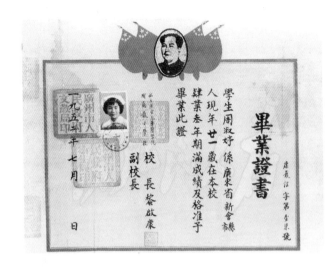

1952 年，广东光华医学院附属护士学校毕业证书

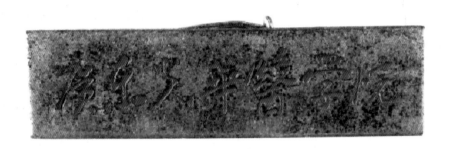

20 世纪 50 年代，广东光华医学院学生用校章

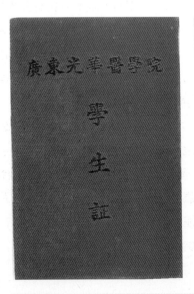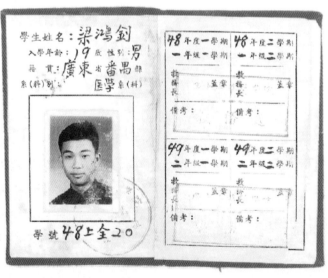

1948 年，广东光华医学院学生证

◎ 三校合并后的发展

　　1953年，根据国家高等院校调整的精神，经中央人民政府政务院文化教育委员会同意，原中山大学医学院、岭南大学医学院于8月1日合并。同年8月12日，华南医学院正式成立，校址设在原中山大学医学院，即今中山大学广州校区北校园内。1954年8月10日，广东省文化教育委员会发出通知，华南医学院、广东光华医学院合并。同年8月26日，广东光华医学院番号取消，三所院校调整合校完成。华南医学院成立院务委员会，由当时广东省文化教育厅厅长杜国庠任主任委员。1955年1月，中央任命柯麟为华南医学院院长。1956年，高等教育部、卫生部统一全国高等医学院校名称，以所在地省或市命名，9月1日，华南医学院改称广州医学院。为纪念孙中山先生，经高等教育部、卫生部报国务院批复同意，1957年3月12日，学校改名为中山医学院。学校强调"注重基础理论、基本知识、基本技能的学习和训练；在一切教学活动中，坚持严肃的态度、严格的要求、严密的方法"的教学理念，狠抓"三基、三严"教学理念的落实，大大提升了医学教育质量。中山医学院于1961年被定为卫生部属全国重点高等医科院校。

　　1966年后，"文化大革命"期间，中山医学院原有的领导体制、组织制度和行政系统解体。1968年，工人毛泽东思想宣传队和解放军毛泽东思想宣传队进驻学院。学校在"文化大革命"期间，以革命委员会体制管理。

　　1976年，"文化大革命"结束，1977年，学校医学本科按国家统一考试招生，学制5年。1978年，学校招收研究生，同年中山医学院附设护校复办。1980年，学校医本科改为6年学制。同年，国家卫生部再次任命柯麟为中山医学院院长，建立起党委领导下的院长负责制。

　　1981年，我国建立学位制度，中山医学院先后成为首批有权授予学士、硕士、博士学位的单位之一，学校设有医疗、卫生、口腔、基础医学和法医等专业；学院有综合性附属医院3间，附属肿瘤医院1间，附属眼科医院1间。1984—1987年，学校形成多层次、多院系、多形式的办学体系，下设基础学院、卫生学院、第一临床学院、岭南医学院、第三临床学院、口腔系、法医系、护理系，设有基础医学、临床医学、预防医学、口腔医学、法医学、营养学等专业。

1985 年 6 月 20 日，卫生部发文批准中山医学院改名为中山医科大学。同年，设立校务委员会。1985 年 12 月 3 日，中共广东省委批准中山医科大学试行校长负责制。中山医科大学设基础学院、卫生学院、第一临床学院、岭南医学院、第三临床学院和口腔系、法医系、护理系、医学营养系等院系，设有临床医学、基础医学、预防医学、口腔医学、法医学、护理学、医学营养学等专业。学校有附属医院、中心 6 间，包括综合性医院 3 间和专科医院 2 间（眼科医院、肿瘤医院）。

1988 年，中山医科大学医本科学制由 6 年改为 5 年。同年，经国家教委批准，学校成为全国首批试办 7 年制高等医学教育的学校之一，招收 7 年制临床医学专业学生。

1990 年 6 月 30 日，经中共广东省委组织部、广东省高校工委批准，学校恢复党委领导下的校长负责制。

2001 年 10 月 26 日，中山大学与中山医科大学合并为新的中山大学，为教育部直属高校。医科管理部门有医学部、医学教务处、医学科学处、医院管理处等。医科各学院有中山医学院、公共卫生学院、光华口腔医学院、护理学院。附属医院有附属第一医院、附属第二医院（孙逸仙纪念医院）、附属第三医院、眼科医院、肿瘤医院、口腔医院、附属第五医院、附属第六医院。

中山大学于 2004 年首次招收 8 年制临床医学专业学生，成为全国首批招收 8 年制临床医学专业的 7 所大学之一。

至此，中山大学医科有 5 所学院：中山医学院、公共卫生学院、光华口腔医学院、护理学院、药学院；3 种本科学制：5 年制、7 年制口腔医学专业、8 年制临床医学专业；16 个本科专业（方向）；有 9 个国家级重点学科：肾病、内分泌代谢病、普外、神经病学、肿瘤学、眼科学、耳鼻喉科学、卫生毒理学、药理学；2 个国家重点实验室：华南肿瘤生物学、眼科学；有众多的博士学位授权点和硕士学位授权点；有多间附属医院：附属第一医院、附属第二医院（孙逸仙纪念医院）、附属第三医院、眼科医院、肿瘤医院、口腔医院、附属第五医院、附属第六医院等。

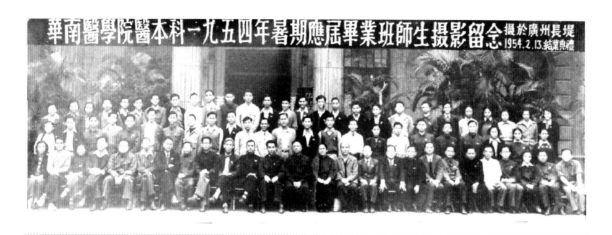

1954年2月13日广州长堤，华南医学院本科1954年暑假应届毕业班师生合影。这是国立中山大学医学院与岭南大学医学院合并为华南医学院后培养的首届应届毕业生

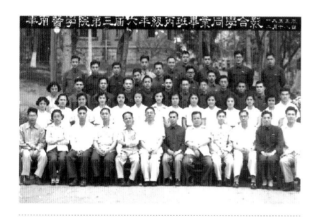

1955年2月，华南医学院毕业同学合影。前排左一廖亚平、左三许文博、左五罗潜、左六周寿恺

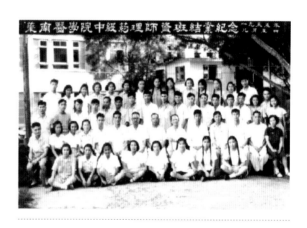

1955年8月5日，华南医学院中级药理师资班结业合影

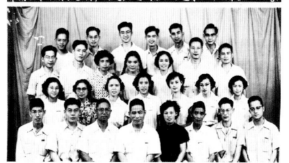

1956年10月，华南医学院系统内科欢送吴道钧教授赴京工作合影

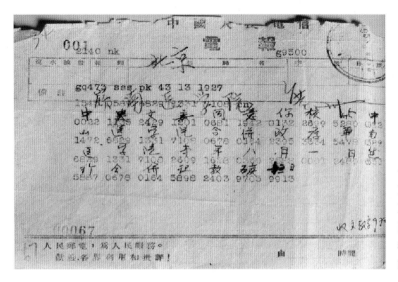

1953 年 5 月 13 日，中央人民政府卫生部电报：中央文委同意岭南医学院、中山大学医学院于 1953 年 8 月 1 日合并为"华南医学院"的通知

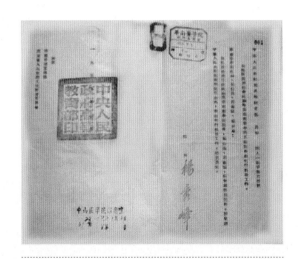

1955 年 1 月，中央人民政府高等教育部关于华南医学院正、副院长的任命通知

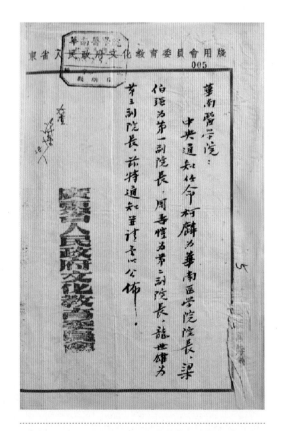

1955 年 2 月，广东省人民政府文化教育委员会关于华南医学院正、副院长的任命通知

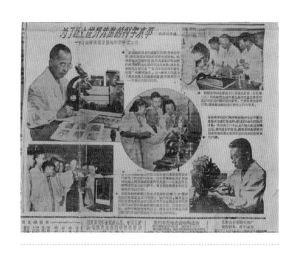

广东省媒体报道华南医学院的科研向世界先进水平迈进，重点介绍了梁伯强、陈心陶、汤泽光、朱师晦、王成恩的杰出科研成果

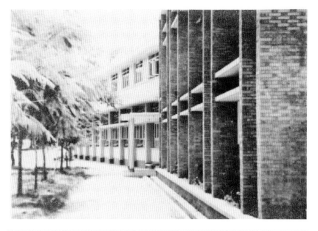

华南医学院病理科楼

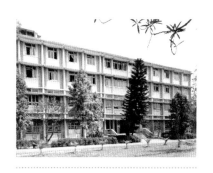

华南医学院药理、寄生虫学科楼

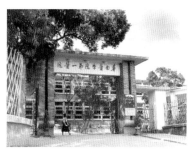

华南医学院第一医院（现中山大学附属第一医院门诊急诊大楼处）

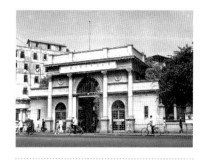

华南医学院第二医院（该楼现仍在使用）

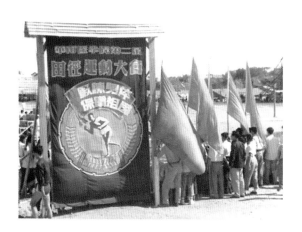

1955 年，华南医学院举办第二届田径运动会

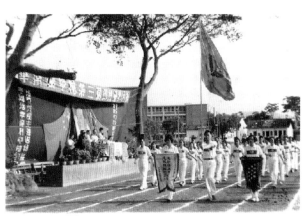

1956 年，华南医学院举办第三届田径运动会

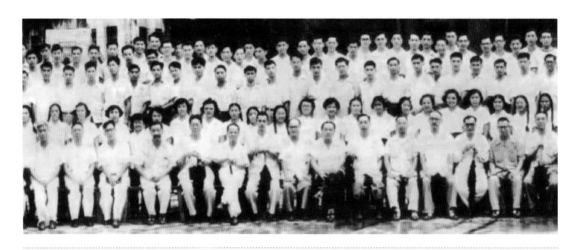

1955 年 7 月，1956 届毕业生与校领导、老师合影

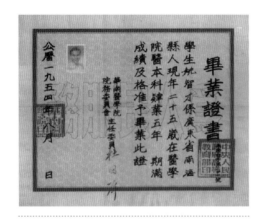

1954 年，华南医学院毕业证书

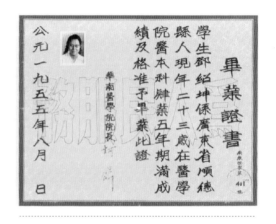

1955 年，华南医学院毕业证书

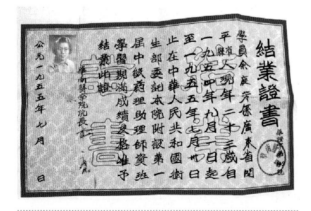

1955 年 7 月，华南医学院颁发的中级药理助理师资班
结业证书

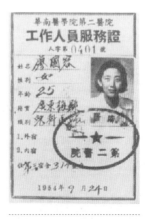

1954 年，华南医学院
第二医院工作证

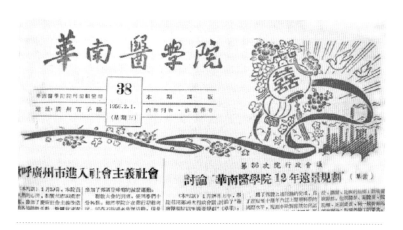

1956 年 2 月 1 日，院刊《华南医学院》刊头

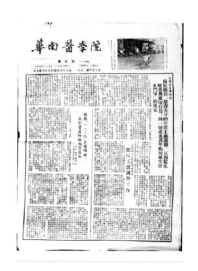

院刊《华南医学院》第五期

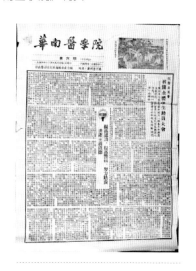

院刊《华南医学院》第六期

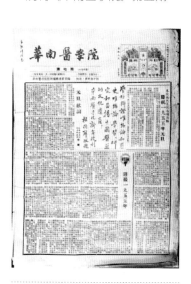

院刊《华南医学院》第七期

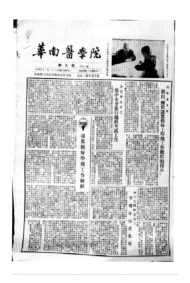

院刊《华南医学院》第九期

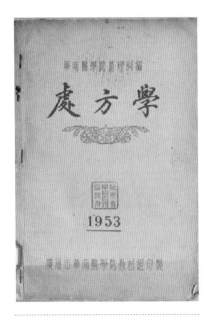

1953 年，华南医学院药理科编的
《处方学》

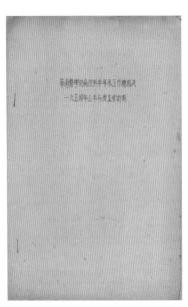

华南医学院病理科上半年工作
总结及 1954 年上半年度工作计划

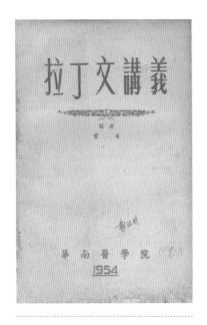

1954 年，华南医学院曾省编的
《拉丁文讲义》

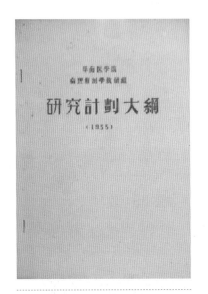

1955 年，华南医学院病理解剖学
教研组编的《研究计划大纲》

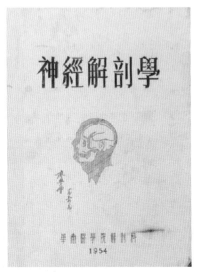

1954 年，华南医学院编的《神经
解剖学》讲义

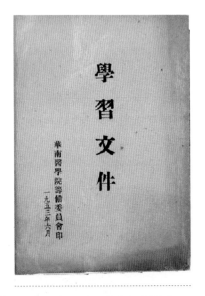

1953 年 6 月，华南医学院的
《学习文件》

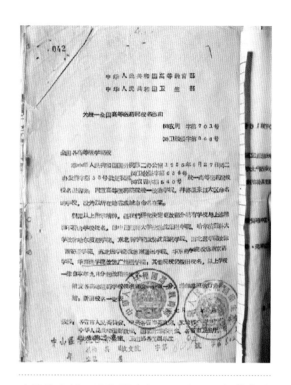

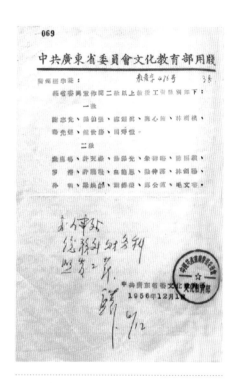

高等教育部、卫生部决定 1956 年 9 月起将华南医学院改称广州医学院

1956 年 12 月，中共广东省委同意广州医学院（即后来的中山医学院）一级、二级教授名单及柯麟院长的批示

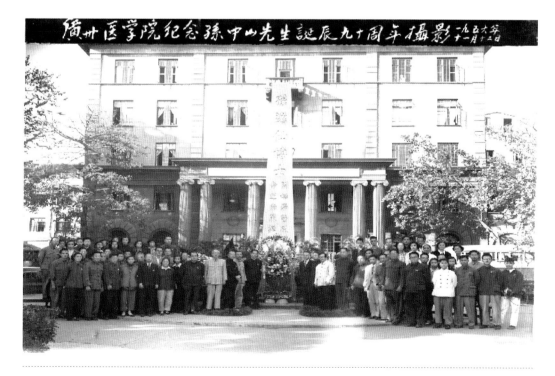

1956 年 11 月 12 日，广州医学院纪念孙中山先生 90 周年诞辰合影（地点即现中山大学孙逸仙纪念医院）

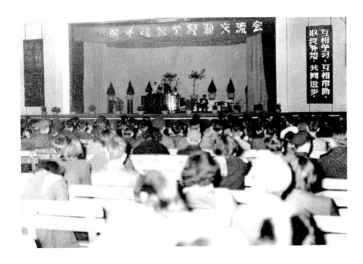

1956 年，广州医学院柯麟院长在教学经验交流会上讲话

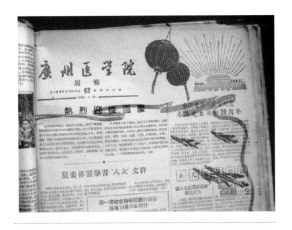

1956 年 9 月 29 日，广州医学院院刊

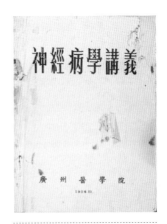

1956 年，广州医学院的《神经病学讲义》

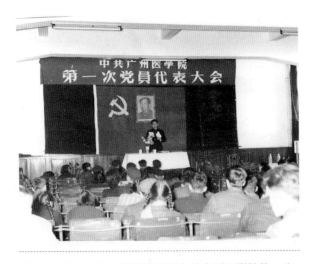

1957 年 2 月 8 日，柯麟院长在中共广州医学院第一次党代会上讲话

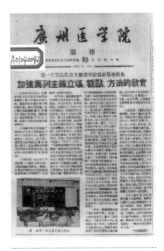

1957 年 2 月 18 日，广州医学院院刊

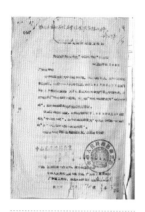

1957 年 2 月 23 日，卫生部根据国务院批复通知于 1957 年 3 月 12 日将 "广州医学院" 更名为 "中山医学院"

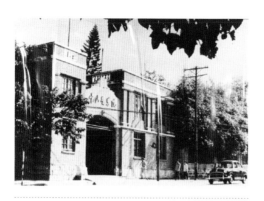

1957 年的中山医学院校门（20 世纪 80 年代初因扩建中山二路被拆除）

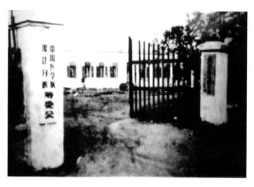

1958 年 5 月，中山医学院湛江分院校门

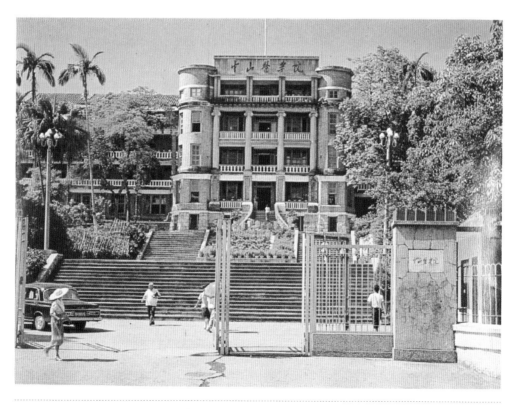

20 世纪 80 年代初，中山医学院校门

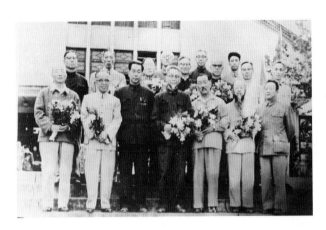

1963 年校庆，中山医学院柯麟院长（前排左三）与 30 年以上教龄的教授合影。前排左一陈心陶、左二梁伯强、左四谢志光、左五林树模、左六陈耀真，后排左一周寿恺、左二钟世藩、左三秦光煜、左五叶鹿鸣、左七冯子章

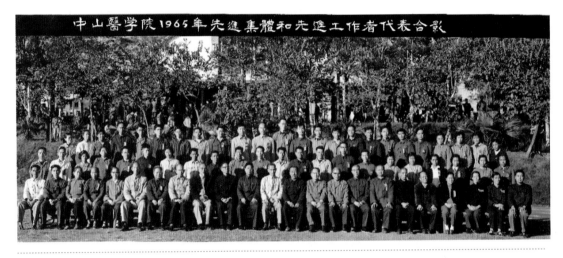

1965 年，中山医学院领导与学院先进集体和先进工作者合影

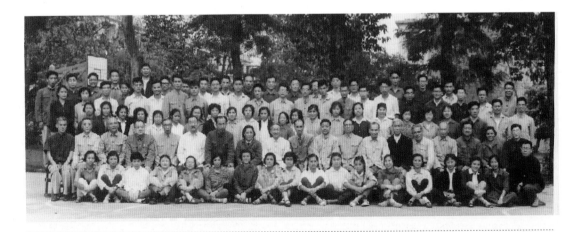

1966 年 5 月 4 日，中山医学院欢送首批卫生工作革命种子队下乡安家落户合影。第二排左一伍汉邦、左三陈心陶、左四秦光煜、左五钟世藩、左六林树模、左十二周寿恺、左十三黄文康、左十四许天禄、左十五朱师晦、左十六汤泽光、左十七陈郁林、左十八梁贵尚、左十九姚崇仁

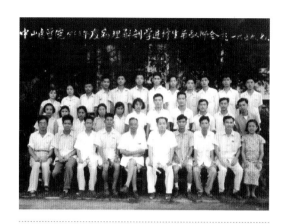

1959 年，中山医学院梁伯强教授、秦光煜教授与全国高级病理师资班学员合影

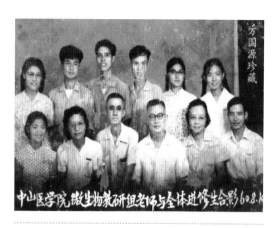

1960 年 8 月 10 日，中山医学院白施恩教授（前排左三）等与 1960 届师资班学生毕业合影

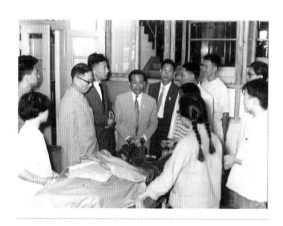

1963 年 10 月 21 日，中山医学院周寿恺副院长陪同越南医学代表团团员参观学院

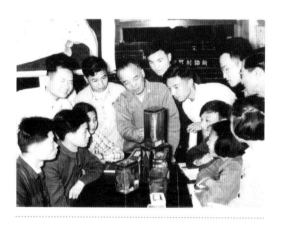

中山医学院梁伯强教授在指导全国高级病理师资班学员开展科研

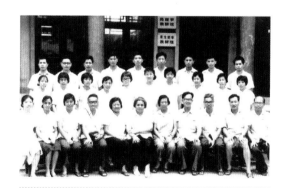

1978 年 7 月，中山医学院吴秀荣教授等与药理师资班合影

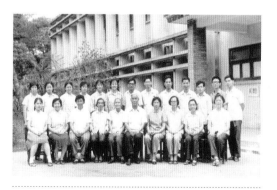

中山医学院许天禄教授（前排左六）与组胚教研室全体同事于组胚教研室门前合影

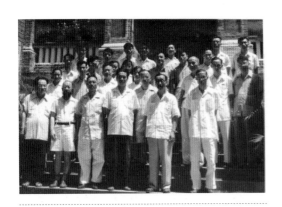

中山医学院柯麟院长（前排左四）、周寿恺副院长（前排左三）等院领导及研究生导师与第一届研究生合影

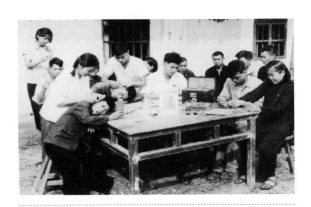

20 世纪 70 年代，中山医学院学生下乡为农民诊治疾病

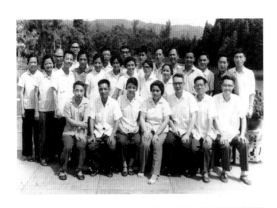

1974 年 7 月，中山医学院药理学教研室吴秀荣教授等与参加部定教材《药理学》教学大纲会的全国药理专家合影

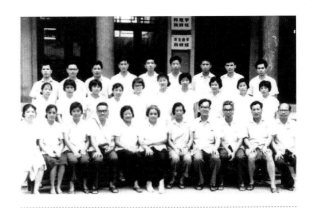

1978 年 7 月，中山医学院药理学教研室吴秀荣教授等与药理师资班学员合影

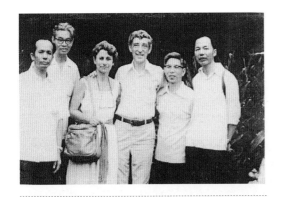

曾任中山医科大学公共卫生学院副院长的张桥教授是把毒理学经典试验 Ames 试验引入中国的第一人，这是张桥教授与美国 Ames 于 1980 年的合影（右二张桥教授，右三 Ames，左二潘启超教授）

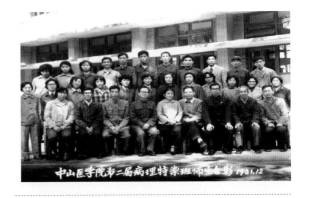

1981 年，中山医学院第二届病理特染班师生合影

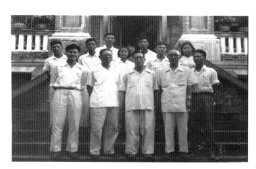

1954 年，华南医学院领导与学院第一届越南留学生合影。前排左三龙世雄、左二周寿恺副院长、右二王季甫副院长

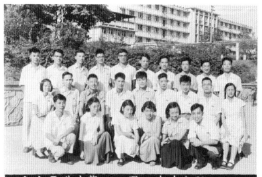

1958 年 8 月 21 日，中山医学院第一、第二届研究生合影

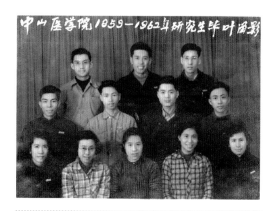

中山医学院 1959—1962 年研究生毕业合影

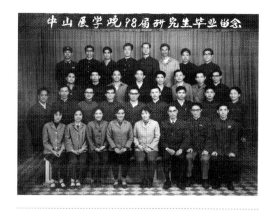

中山医学院 1978 届研究生毕业合影

胡志明主席给本院越南留學生的信

Than ai gui cac chau hoc sinh,

Nam moi den, Bac gui loi tham hoi cac chau, Chuc cac chau manh khoe. Cac chau duoc may man di hoc onuoc ban can phai ngoan noan, Doan ket giup do nhau co gang hoc tap tien Lo. Trung uong Dang, Chinh phu va Bac luon theo doi va mong cho thanh tich hoc tap qua cac chau.

Nhan day, Bac gui loi chuc nam moi cac thay giao, co giao, cac can bo va nhan vien nha truong da giupdo cac chau hoc tap duoc tot. HO CHI MINH

亲爱的孩子们：

新年到了，伯伯向你们问好并祝你们身体健康。你们到兄弟国家学习，要遵循教导，并和兄弟国家的同学们团结互助，争取学习进步。

藏中央、政府和伯伯时时刻刻都关心你们并等待着你们的学习的优良成绩。

值此，我向培育你们的学院的各位首长、教授、老师和学院的工作人员、工友祝贺新年。 胡志明

1957 年 1 月 5 日，《院刊》刊出越南劳动党胡志明主席给越南留学生的信

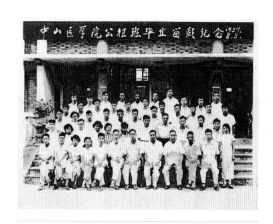

1957 年 8 月 5 日，中山医学院公共卫生班毕业师生合影

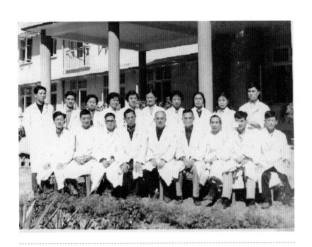

1959 年，第二届麻醉进修班全体师生合影

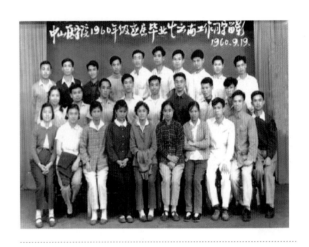

1960 年 9 月 19 日，中山医学院 1960 届毕业生云南工作同学合影

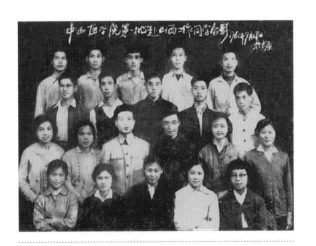

1960 年 9 月，中山医学院第一批赴山西工作同学合影

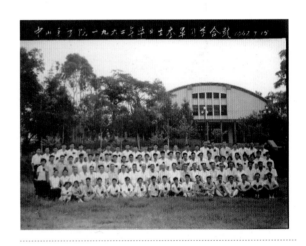

1962 年 7 月 15 日，中山医学院 1962 届毕业生参军同学合影

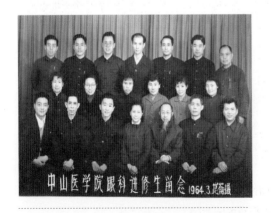

1964 年 3 月，中山医学院眼科进修生合影

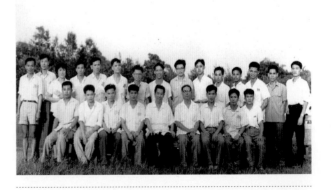

1964 年 7 月，分配到海南工作的 1964 届毕业生与院长合影

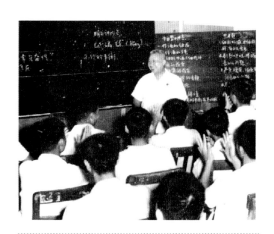

1970 年，广东省领导王首道同志视察中山医学院石坳教学点

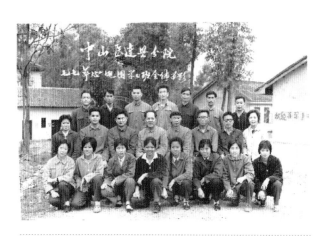

1977 年，中山医学院广东连县分院心电图学习班师生合影

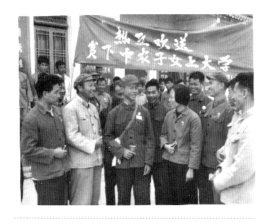

20 世纪 70 年代，新生到中山医学院上学

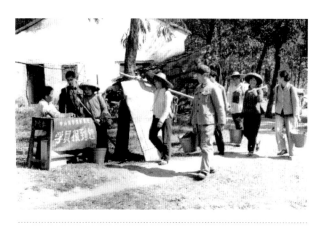

70 年代，中山医学院石坳新医班新生报到

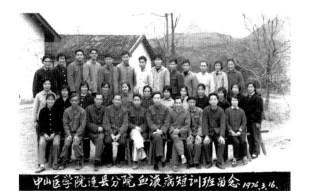

1976 年 3 月 16 日，中山医学院连县分院血液病短训班师生合影

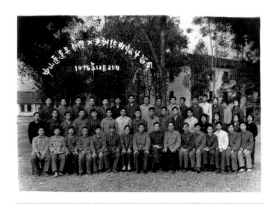

1976 年 12 月 25 日，中山医学院连县分院 X 光训练班师生合影

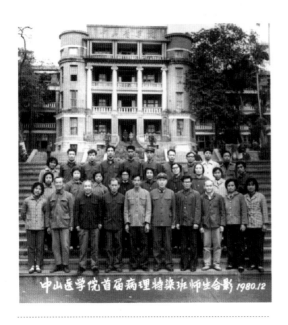

1980 年，中山医学院首届病理特染班师生合影

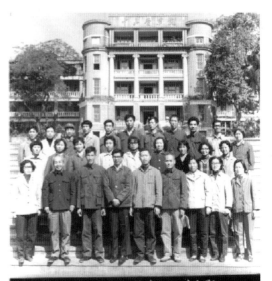

1981 年 12 月，中山医学院第二届病理特染班
师生合影

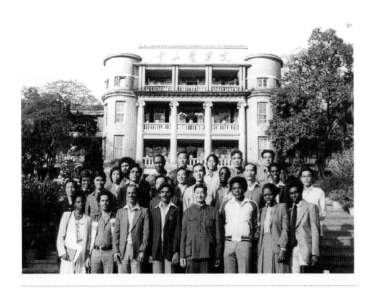

1982 年，李福海副院长（前排左五）等与 1977 级留学生毕业合影

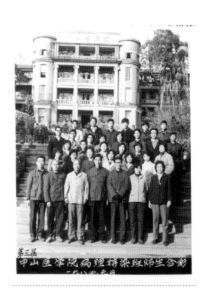

1984 年 1 月，中山医学院第三届
病理特染班师生合影

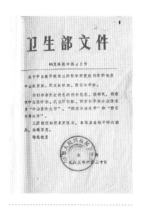

1985 年，卫生部关于中山医学院更改校名的批复

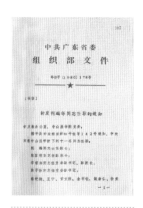

1980 年，中共广东省委组织部转发柯麟等同志任职的通知

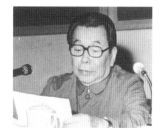

1980 年 5 月，重新担任中山医学院院长的柯麟于中共广东省委书记吴冷西宣读中央任命后发表讲话

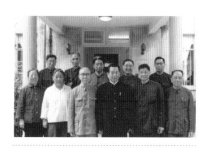

1980 年，中山医学院柯麟院长与学院领导成员合影

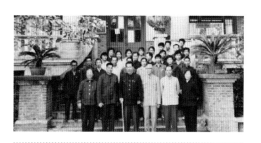

1980 年，柯麟院长与师生在中山医学院图书馆前合影

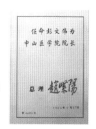

1984 年 4 月 14 日，彭文伟院长任命书

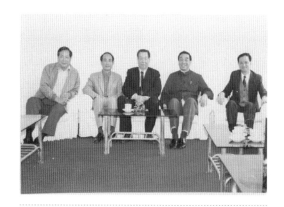

1988 年初，柯麟老院长与中山医科大学部分校领导合影

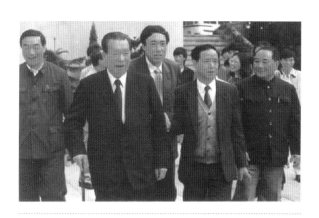

1988 年 1 月初，柯麟老院长回中山医科大学视察

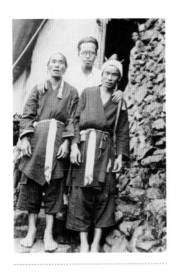

1932 年 8 月，梁伯强教授（中）在广西瑶山考察

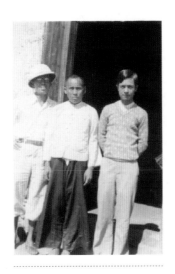

1932 年 8 月，梁伯强（左一）赴广西瑶山考察，与瑶王、金泽忠合影

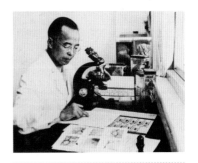

1956 年，梁伯强教授工作照

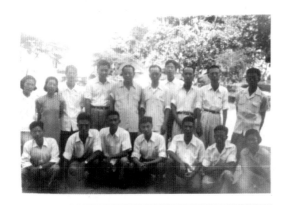

1951 年，梁伯强教授与全国第一期病理学高级师资班学员合影

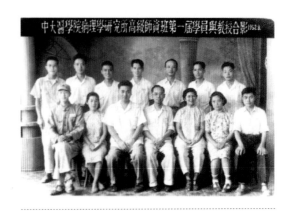

1952 年 8 月，梁伯强教授等与中山大学医学院病理学研究所第一届病理高级师资班学员合影

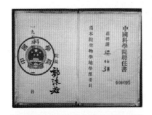

1955 年，梁伯强教授的中国科学院学部委员聘任书

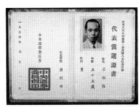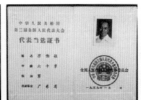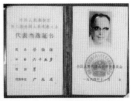

梁伯强教授的第一、第二、第三届全国人民代表大会代表当选证书

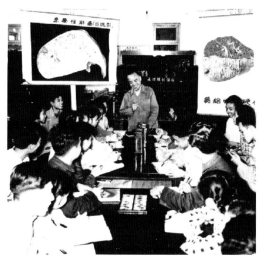
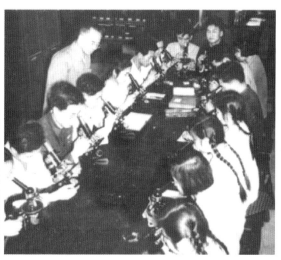

1959 年，梁伯强教授指导病理师资班学员实验

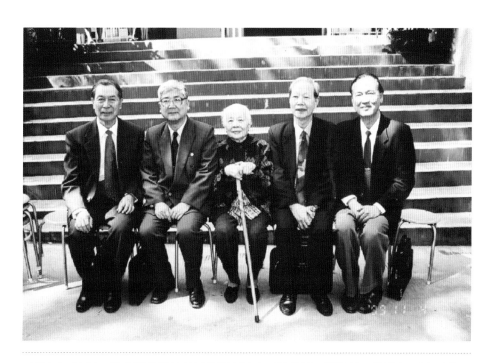

1999 年 11 月，梁伯强教授培养过的四名院士（钟世镇、甄永苏、姚开泰、程天民）探望梁师母时合影

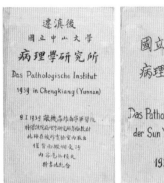

国立中山大学病理学研究所相册（1932—1938年）

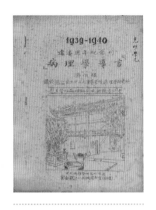

梁伯强发表于1939—1940年《迁滇周年纪念刊》的《病理学导言》

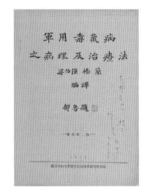

1937年，邹鲁题梁伯强等编译的《军用毒气病之病理及治疗法》

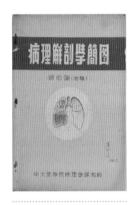

1952年8月，梁伯强教授主编的《病理解剖学简图》

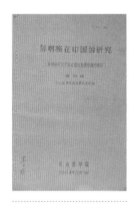

1964年3月15日，梁伯强教授的《鼻咽癌在中国的研究——鼻咽癌发生发展过程的基础理论的探讨》发表

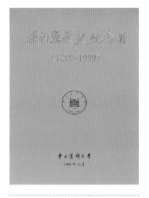

1999年11月，《梁伯强教授纪念册》

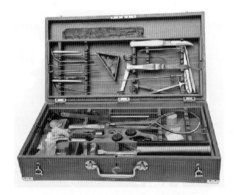

20世纪30年代，梁伯强教授购置使用的德国造尸体解剖手术器械

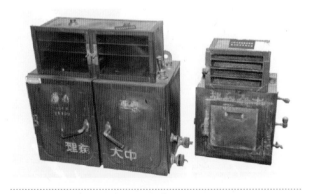

20世纪30年代，梁伯强教授使用的水浴恒温箱（大）；40年代，病理研究所使用的德国造水浴恒温箱（小）

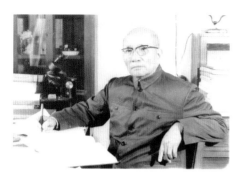

陈心陶教授在编写《中国吸虫志》

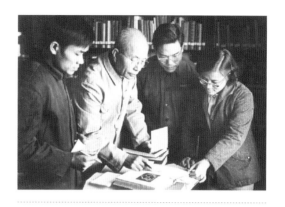

陈心陶教授指导青年老师查阅文献

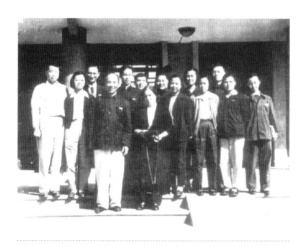

1956 年，陈心陶教授（前排左一）等与来访的苏联蠕虫学专家合影

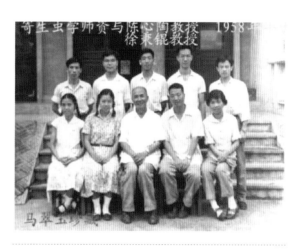

1958 年底，陈心陶教授（前排中）与寄生虫学教研组师资班学员合影

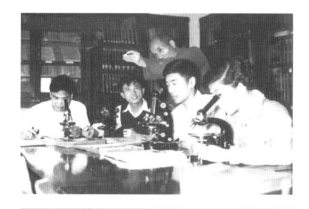

1960 年，陈心陶教授指导寄生虫学师资班学员实验

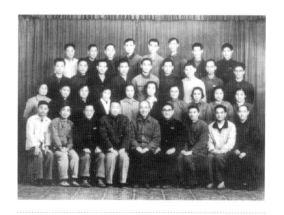

1963 年，陈心陶教授（第一排左五）60 岁时与寄生虫学教研室全体教师合影

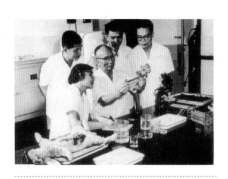

1972年，陈心陶教授在指导青年教师
用家兔免疫血清诊断血吸虫病

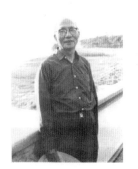

1974年，陈心陶教授
在广东三水芦苞六泊
草塘考察血吸虫病防
治工作

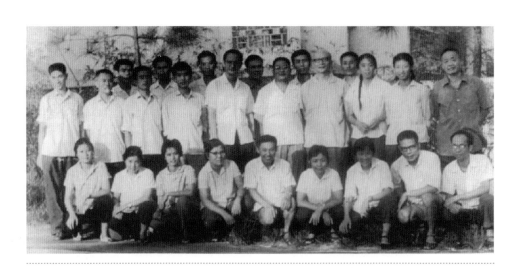

1974年，陈心陶教授与第一届全国寄生虫学高师班合影

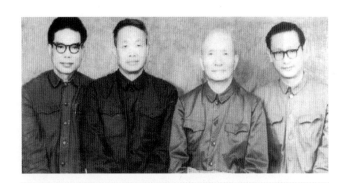

1976年，陈心陶教授（左三）与徐秉锟（左二）、蔡尚达
（右一）、陈观今（左一）合影

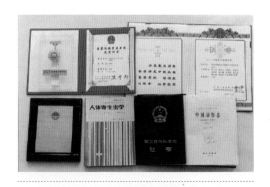

陈心陶教授荣获的国家级自然科学奖证书

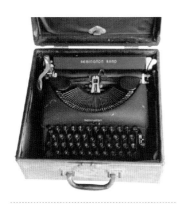

20 世纪 40 年代，陈心陶教授从美国带回国使用的英文打字机

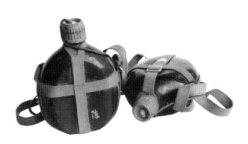

陈心陶教授下乡开展血防科研工作使用过的水壶

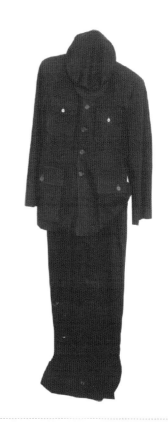

陈心陶教授 6 次接受毛泽东主席亲切接见时穿的中山装

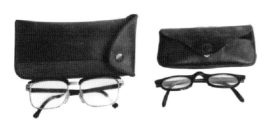

陈心陶教授使用过的眼镜

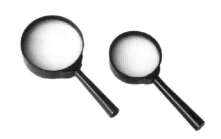

陈心陶教授使用过的放大镜

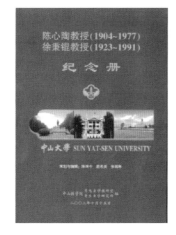

2003 年 10 月 15 日，《陈心陶教授、徐秉锟教授纪念册》

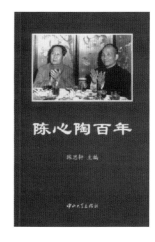

2004 年 11 月，陈心陶的儿子陈思轩主编《陈心陶百年》

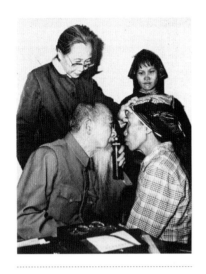

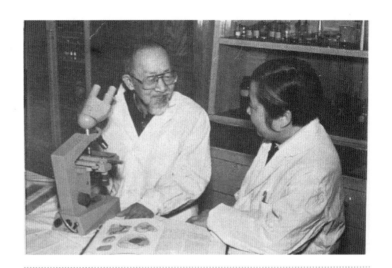

陈耀真教授深入海南岛山区为少数
民族妇女诊治眼病

陈耀真教授在指导开展医疗科研

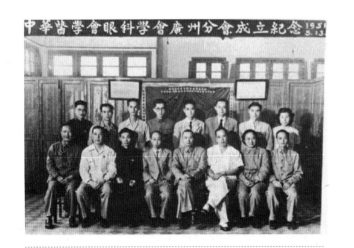

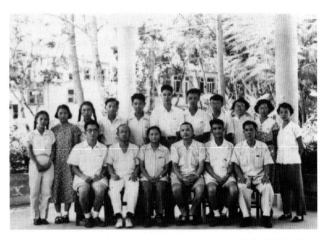

中华医学会眼科学会广州分会成立合影。陈耀真教授
（前排左四）是中华眼科学会广州分会创始者之一

陈耀真教授（前排左二）与眼科师生合影

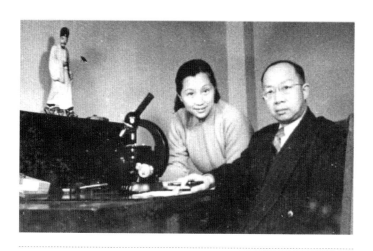

中年时期的陈耀真、毛文书教授夫妇

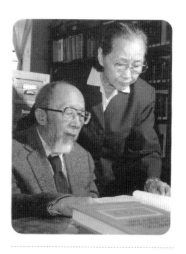

晚年时期的陈耀真、毛文书
教授夫妇

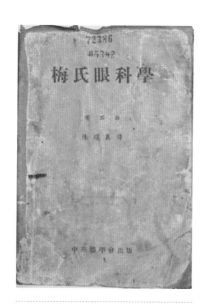

陈耀真教授译的《梅氏眼科学》

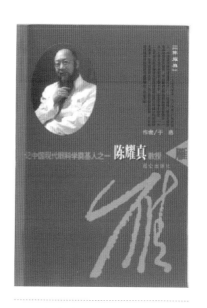

纪念陈耀真教授的传记

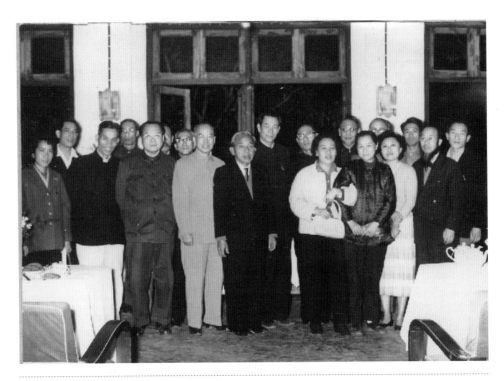

1963 年 10 月，陈耀真教授与印度尼西亚眼科博士施文连等合影

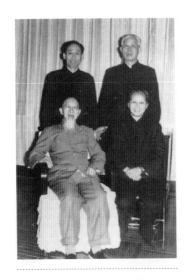

陈耀真教授于 1955 年开始招收研究生。图为 80 年代他与其研究生周文炳教授（后排右一）、观征实教授（后排左一）合影

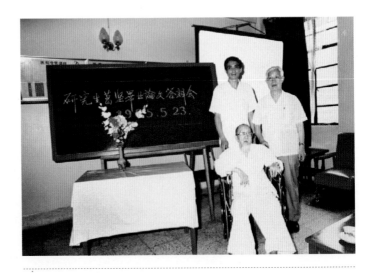

1985 年 5 月，陈耀真教授与他的第二代研究生周文炳教授、第三代研究生葛坚教授合影

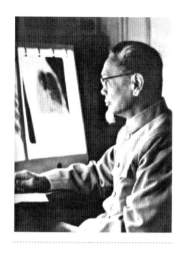

1964 年，谢志光教授在研究
肿瘤 X 线诊断问题

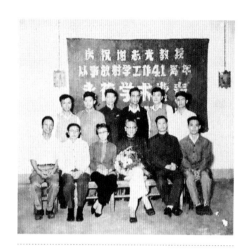

庆祝谢志光教授从事放射学工作 41 周年
时，谢志光教授（前排左四）与学生合影

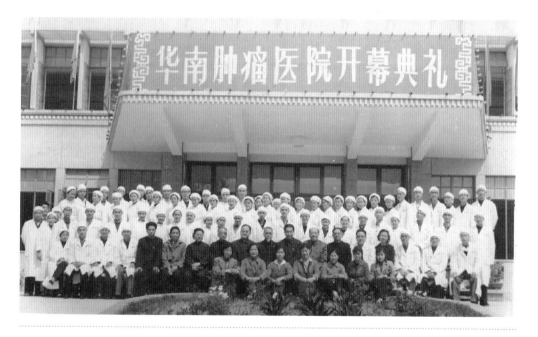

1964 年 3 月 1 日，华南肿瘤医院开幕典礼，前排左四李国材、左五许文博、左六廖月琴、左八
梁伯强、左十谢志光、左十一柯麟、左十三周寿恺、左十四林剑鹏

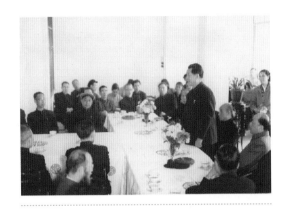

谢志光教授与柯麟院长在前来参加华南肿瘤医院
开幕的国内专家欢迎会上

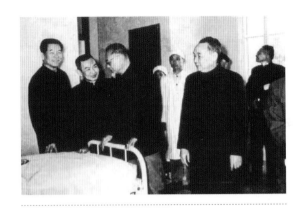

谢志光教授（前排左三）陪同广东省副省长林李明
（前排右一）视察华南肿瘤医院

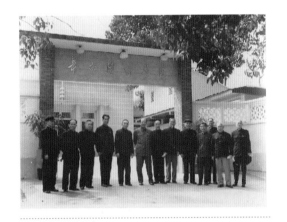

谢志光教授（前排右五）与前来参加华南肿瘤
医院的国内专家合影

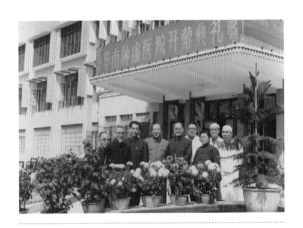

柯麟院长与华南肿瘤医院首任院长谢志光教授
（左二）等院领导在医院开幕典礼后合影

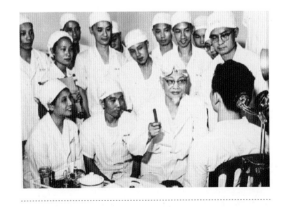

谢志光教授（前排左三）对病人做临床检查

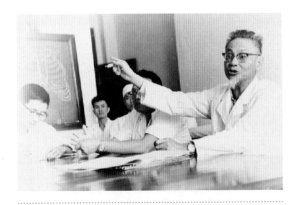

谢志光教授在病例讨论会上

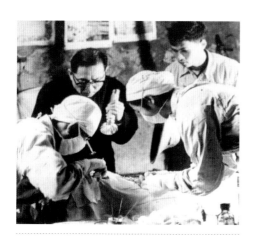

1960 年初，周寿恺教授在广东花县下乡时，打手电为眼科手术照明

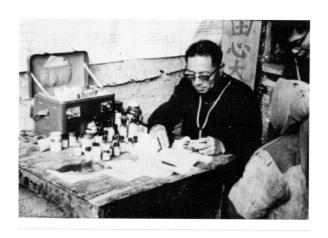

1960 年初，周寿恺教授率医疗队下乡到广东花县农村为农民治病

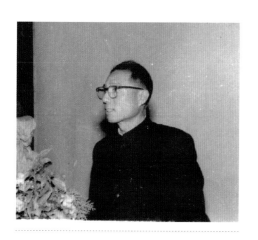

1960 年 11 月，周寿恺教授在广西讲学

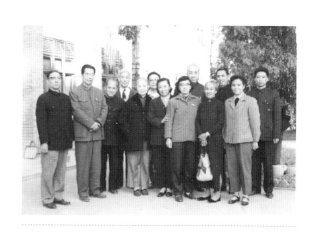

1963 年 10 月，柯麟院长（左二）、周寿恺教授（左一）等与来访的全国妇产科学会代表合影

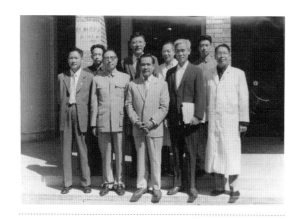

1963 年 10 月 21 日，周寿恺教授（前排左二）、许天禄教授（前排右二）与来访的越南医学代表团团员合影

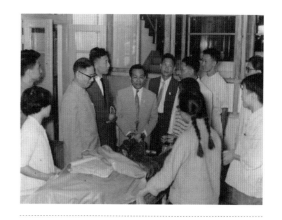

1963 年 10 月 21 日，周寿恺教授（左三）陪同越南医学代表团团员参观中山医学院局部解剖学教研组

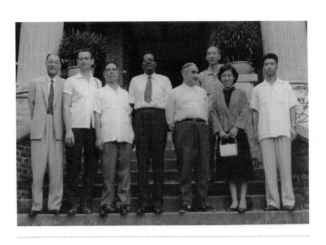

1963 年 10 月，周寿恺教授（左三）与来中山医学院参观
的巴西外宾在图书馆门口合影

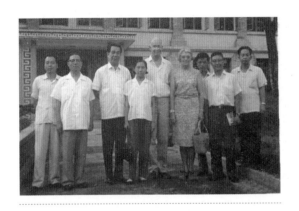

1965 年 6 月 17 日，周寿恺教授（左二）参加接待来
中山医学院参观的加拿大生化专家布鲁新·柯理夫妇

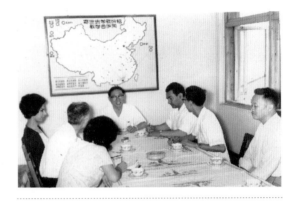

1965 年 9 月 23 日，周寿恺教授（中）在中山医学院
寄生虫学教研室与阿富汗外宾马赫尔等座谈

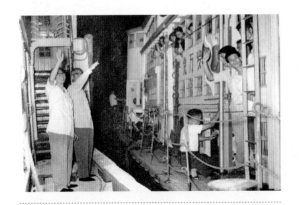

1965 年 11 月，周寿恺教授（左一）在广州大沙头
码头欢送中山医学院师生到广东中山县开展农村
医疗服务

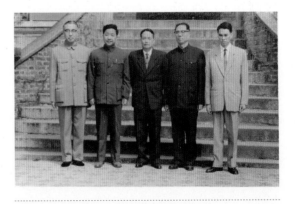

1966 年 2 月 16 日，周寿恺教授（右二）与来访的
越南卫生部副部长阮德胜等合影

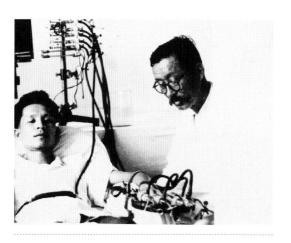

林树模教授在开展教学、科研工作

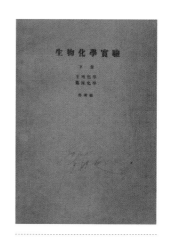

林树模主编的《生物化学实验》（下册）

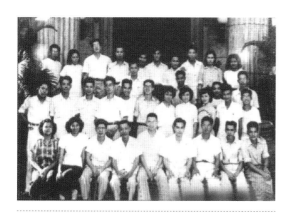

1947 年，林树模教授（第一排左四）与岭南医学院新生合影

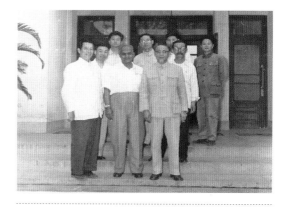

1959 年 4 月，林树模教授（第二排右一）与前来参观中山医学院生理学教研组的印度塞恩教授合影

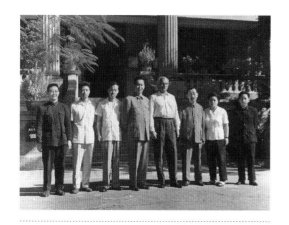

1964 年 11 月，林树模教授（右三）与来访的匈牙利科学院院士里沙克·卡尔曼教授合影

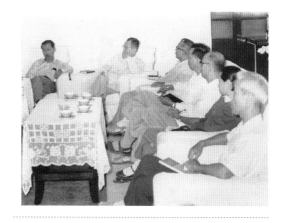

1964 年 11 月，林树模教授（左一）参加中山医学院校务委员会会议

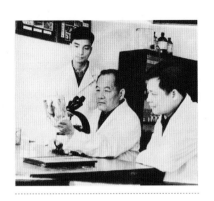

中山医学院病理解剖教研组主任
秦光煜教授带领青年教师开展病理
教学与科研（右一为刘子启）

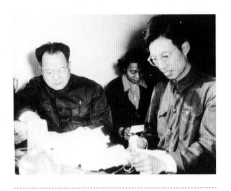

秦光煜教授和青年教师一起在深夜核对
科研资料（右一为宗永生）

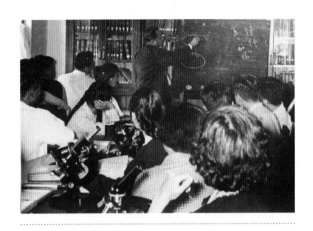

秦光煜教授为师资班学员讲课

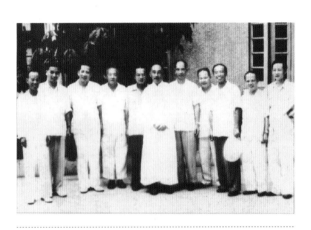

秦光煜教授与我国著名医学家侯宝璋教授（左六）等
合影

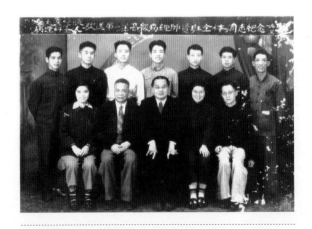

1953年3月，秦光煜教授（前排中）与岭南病理第一届
高级病理师资班合影

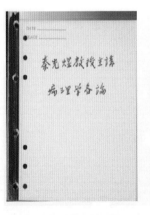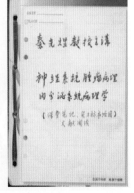

秦光煜教授的学生于1957年做的课堂笔记

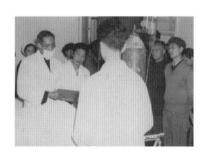

钟世藩教授指导临床治疗工作

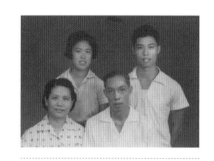

钟世藩教授与夫人廖月琴（中山医学院华南肿瘤医院副院长）、儿子钟南山、女儿钟黔君合影

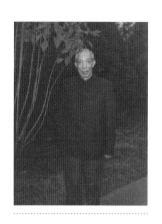

晚年的钟世藩教授

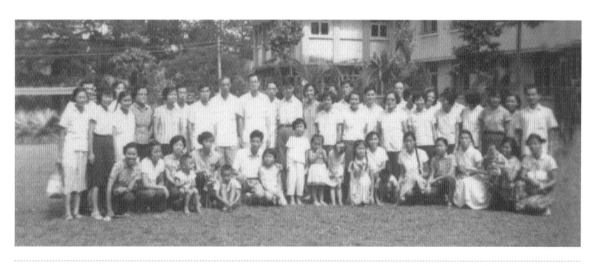

钟世藩教授与中山医学院附属第一医院儿科全体医务人员合影

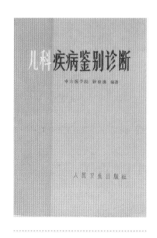

钟世藩教授编著的《儿科疾病鉴别诊断》

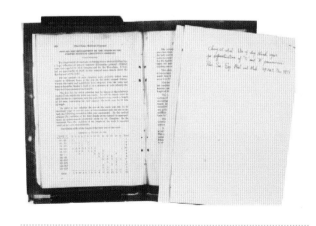

1931年，钟世藩教授在国外期刊发表的英文论文

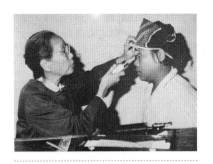

毛文书教授在海南岛山区为海南
苗族病人看病

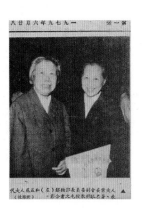

全国人大常委会副委员长
邓颖超和第五届全国
人大代表著名眼科教授
毛文书（右）合影

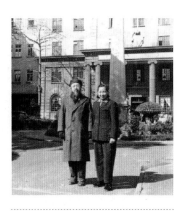

20世纪50年代，陈耀真教授、
毛文书教授夫妇在中山医学院
附属第二医院合影

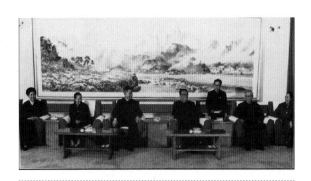

1965年，毛文书教授（左二）与朝鲜金日成主席（左四）
合影

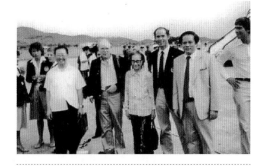

1982年，毛文书教授在广州白云机场接待来
访的奥比斯（Orbits）飞行眼科医院专家

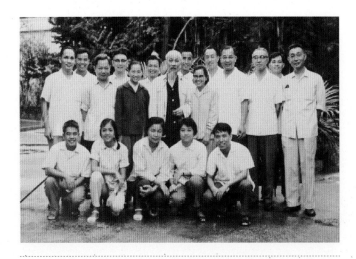

毛文书教授（二排左三）与来访的越南胡志明主席（二排左四）
合影

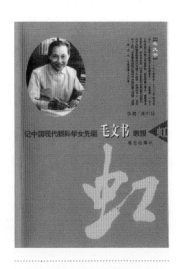

纪念毛文书教授的传记

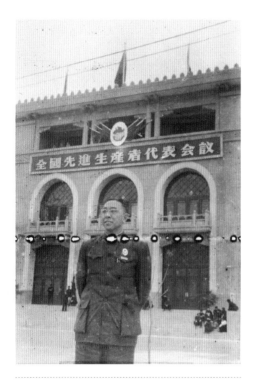

20 世纪 50 年代，陈国桢教授出席全国先进生产者代表会议留影

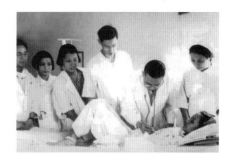

陈国桢教授在病房诊治病人

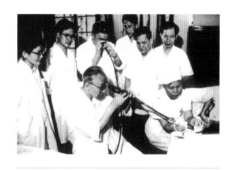

陈国桢教授为病人做临床检查

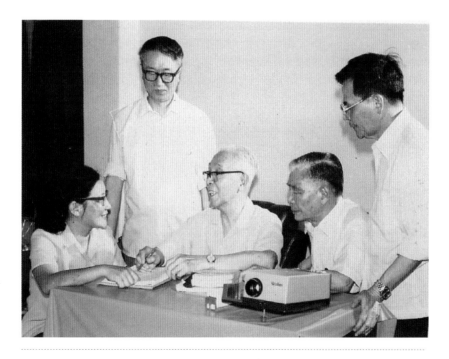

陈国桢教授等开展教学与临床科研

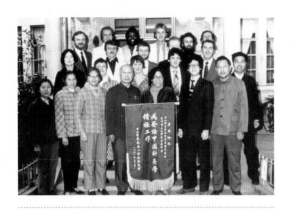

李士梅教授（前排左四）与来访的外国医疗工作者
合影

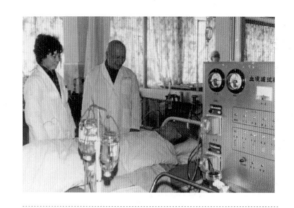

李士梅教授开展临床检查

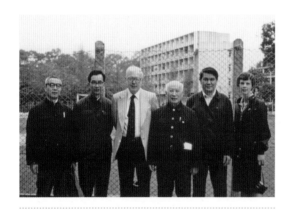

李士梅教授（左四）与来访的外国医学专家合影

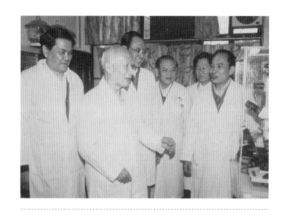

李士梅教授指导教学、医疗、科研工作，左起
依次为梅骅、李士梅、叶任高、尹培达、张仕光、
许乃贵

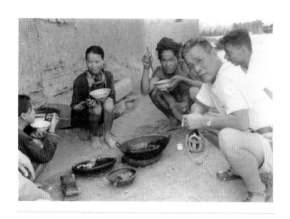

传染病学教授朱师晦（右一）深入乡村开展医疗科研工作

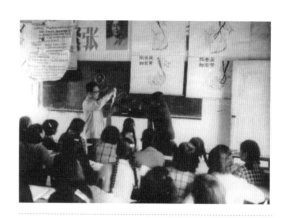

妇产科学教授林剑鹏在讲课

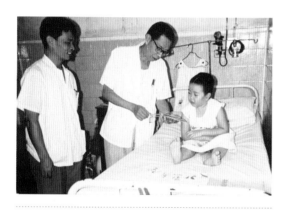

外科学教授蔡纪辕（中）在诊治病人

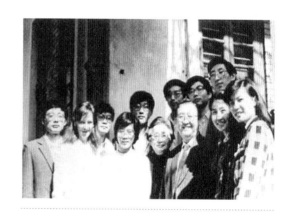

传染病学教授彭文伟夫妇与他的博士

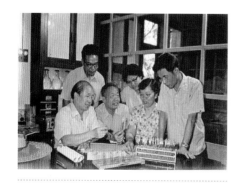

寄生虫学教授徐秉锟（前排左二）与教研室教师开展科研

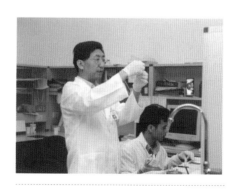

肿瘤学教授曾益新院士在进行科研

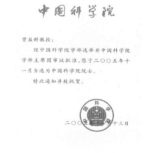

2005 年 11 月 13 日，曾益新教授当选为中国科学院院士的通知书

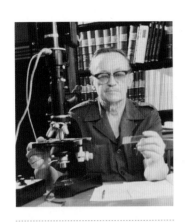

美籍病理学家施钦仁教授因倾情中国，自费到广东工作，培训麻风病医疗工作者，为麻风病人提供各种帮助，在中山医科大学工作了整整10年，贡献良多

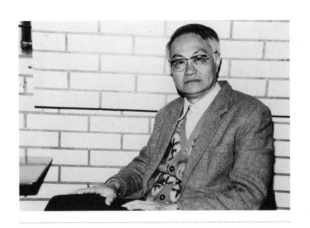

药理学教授孙家钧在开展科研工作

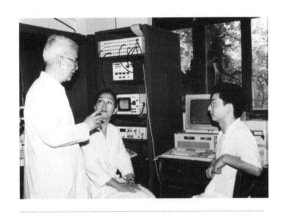

生理学教授陈培熹（左一）在指导学生

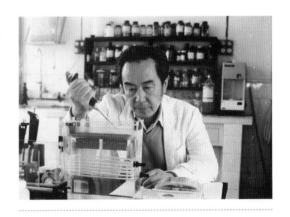

遗传学教授杜传书在进行科研工作

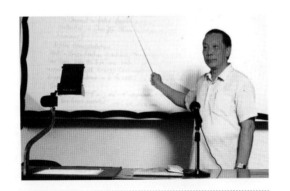

生理学教授卢光启给医学英语班学生上生理课

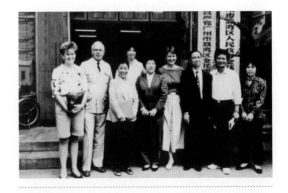

康复医学教授卓大宏（右三）陪同世界卫生组织康复医学专家到广州市社区考察基层康复工作

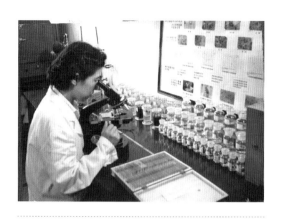

组织胚胎学教授徐静在学院进行科研工作

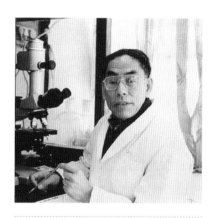

神经病学刘焯霖教授在开展临床教学与研究

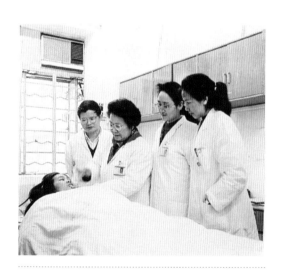

神经病学教授梁秀玲（右二）在开展临床诊治与研究

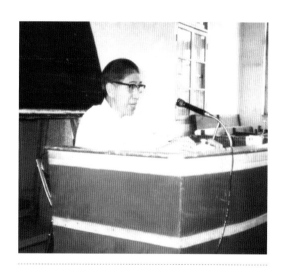

传染病学教授周庆均在讲学

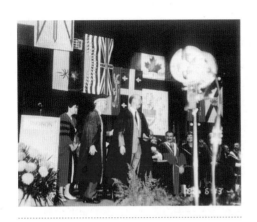

营养学教授何志谦（左三）获加拿大赖尔逊
大学颁发的"最高荣誉证书"

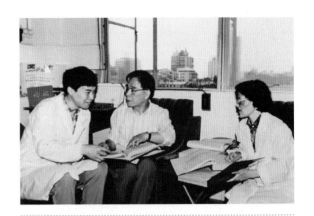

法医物证学家郭景元教授（中）在指导青年教师

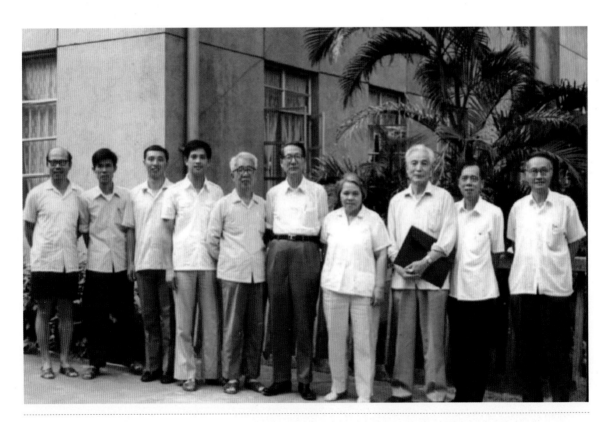

吴秀荣教授（右四）、胡本容教授（右二）、陈培熹教授（左五）、孙家钧教授（右一）在参加药理学博士
研究生毕业答辩会后合影

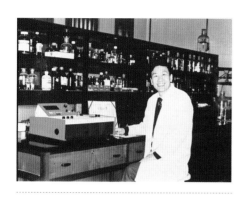

人体解剖学姚志彬教授在进行教学与科研

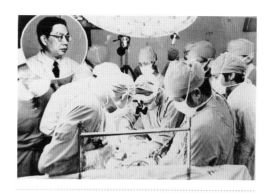

肝胆外科教授黄洁夫在手术中。其"全肝血流隔离技术在肝外科中运用系列研究"处于当时国内领先地位

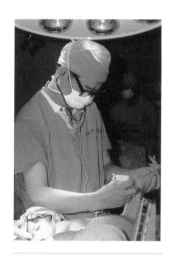

显微外科教授朱家恺在做手术前准备工作

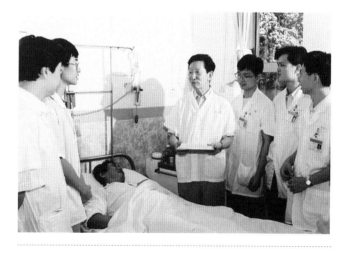

肝胆外科教授王吉甫（右四）指导青年医生开展临床医疗工作

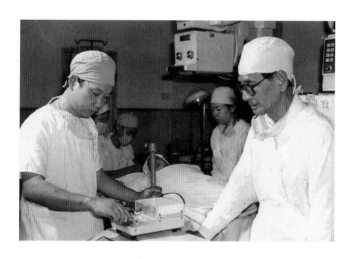

骨外科教授何天骐（左一）在指导博士研究生进行骨内压实验

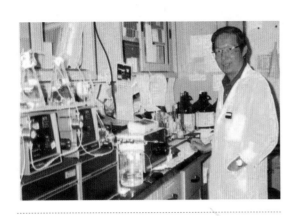

内科学内分泌学教授傅祖植在开展临床研究

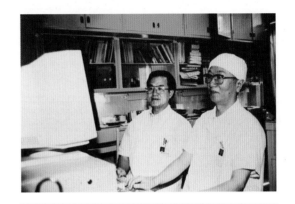

内科学消化病学教授袁世珍教授（右一）在开展临床研究

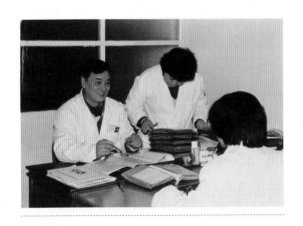

肿瘤学教授闵华庆在指导研究病例

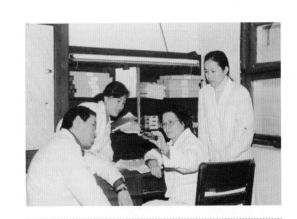

肿瘤病理学教授区宝祥在介绍"八五"攻关课题

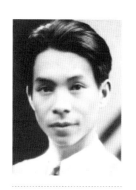

青年时期的柯麟

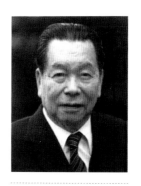

晚年时期的柯麟

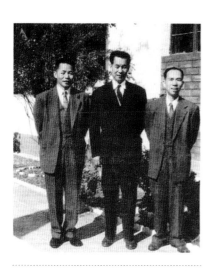

1950年，柯麟在澳门与弟弟柯正平
（左）、好友马万祺（右）合影

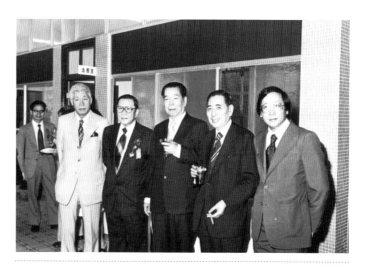

柯麟（右三）与澳门知名人士何贤先生等合影

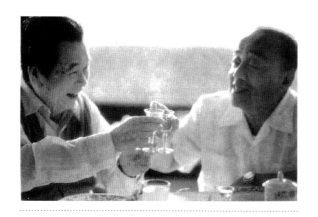

1986年春，柯麟在杨尚昆同志家做客

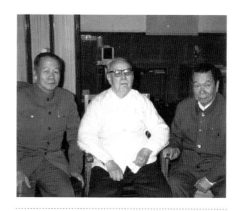

柯麟老院长（右）、叶剑英元帅（中）与
新华社澳门分社顾问柯正平（左）合影

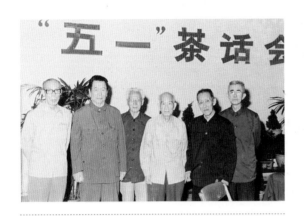

柯麟（左二）与 80 高龄的教授合影

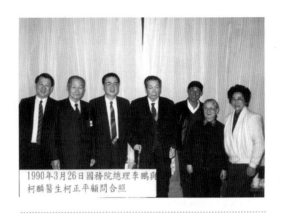

1990 年 3 月 26 日，国务院总理李鹏与柯麟夫妇等合影

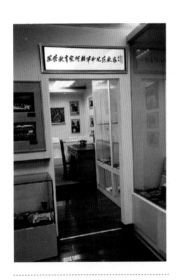

中山大学医学博物馆二楼，柯麟院长纪念室，匾额为李鹏总理题写

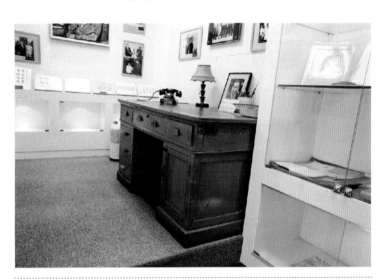

柯麟院长担任卫生部顾问时期的办公桌及办公用品

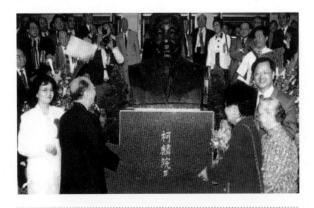

肖志兰同学与马万祺先生等为柯麟纪念像揭幕

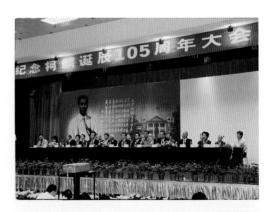

2006 年 11 月 12 日，在中山大学北校区隆重举行纪念柯麟 105 周年诞辰大会

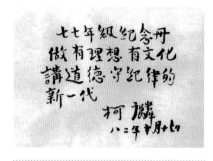

1982 年 10 月 17 日，柯麟院长为 1977 级纪念册题词

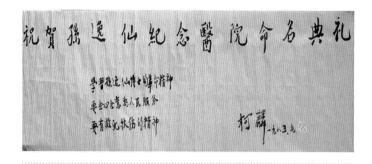

1985 年 9 月，柯麟院长为祝贺中山医科大学孙逸仙纪念医院命名典礼题字

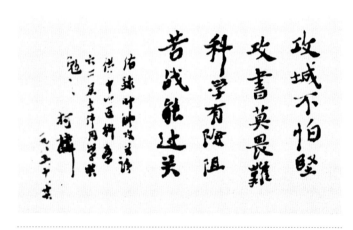

1985 年 10 月 26 日，柯麟院长书叶剑英元帅的攻关诗与 1962 届同学共勉

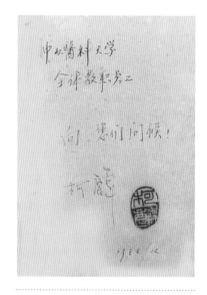

1988 年 12 月，柯麟院长亲笔题字向全体教职员工问好

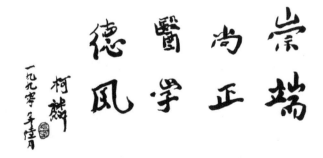

1990 年 6 月，柯麟手书：崇尚医德　端正学风

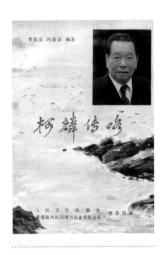

1988年11月,《柯麟传略》,李鹏总理题写书名

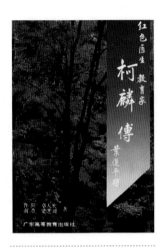

1991年,《红色医生、教育家柯麟传》,广东省省长叶选平题写书名

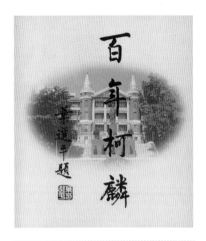

2001年9月,《百年柯麟》,广东省省长叶选平题写书名

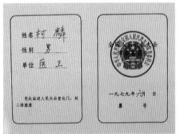

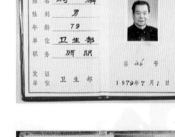

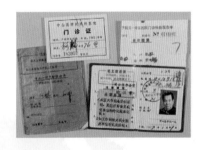

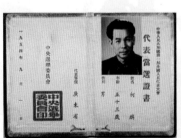

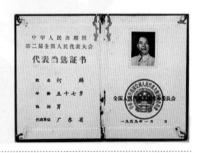

柯麟院长的证件等实物

医科荣获国家级科技成果奖（19 项，1985—2006 年）

年份	单位	第一完成人	成果名称	奖励等级
1985	生物医学工程	郑振声	WFB-ⅡB 增强型体外反搏装置	国家科技进步奖三等奖
1987	医学院遗传教研室	杜传书	中国人遗传性红细胞葡萄糖 6- 磷酸脱氢酶缺乏症基因频率及变异研究	国家科技进步奖二等奖
1987	医学院寄生虫教研室	陈心陶	《中国动物志》扁形门吸虫复殖目(一)	国家自然科学奖三等奖
1990	眼科中心	陈家祺	全角膜带环形板层巩膜瓣移植术	国家科技进步奖三等奖
1992	附属第一医院	王维平	可调式多浪康复床	国家发明四等奖
1995	附属第一医院	李惠群	腹膜透析改革系列研究	国家科技进步奖三等奖
1996	眼科中心	李绍珍	白内障的防治研究	国家科技进步奖三等奖
1997	眼科中心	陈家祺	表面角膜镜片术的系列研究	国家科技进步奖二等奖
1998	眼科中心	杨培增	葡萄膜视网膜炎发病机制的系列实验研究	国家科技进步奖三等奖
1999	眼科中心	王铮	准分子激光屈光性角膜手术系列研究	国家科技进步奖三等奖
2000	附属肿瘤医院	闵华庆	鼻咽癌防治系列研究	国家科学技术进步奖二等奖
2000	附属第一医院	梁秀龄	Willson 病的分子生物学研究	国家科学技术进步奖二等奖
2001	眼科中心	陈家祺	治疗性角膜移植的系列研究	国家科学技术进步奖二等奖
2002	眼科中心	刘祖国	角膜形态及全角膜厚度的系列研究	国家科学技术进步奖二等奖
2004	中山大学达安基因股份有限公司	何蕴韶	传染病病原体核酸扩增（PCR）荧光检测试剂盒研发及产业化	国家科学技术进步奖二等奖
2004	附属第三医院	陈规划	原位肝脏移植的系列研究	国家科学技术进步奖二等奖
2005	附属肿瘤医院	曾益新	鼻咽癌分子遗传学研究	国家自然科学奖二等奖
2006	眼科中心	杨培增	葡萄膜炎发生及惯性化机制、诊断和治疗的研究	国家科学技术进步奖二等奖
2006	附属第一医院	余学清	肾小球疾病发病机制及治疗干预系列研究	国家科学技术进步奖二等奖

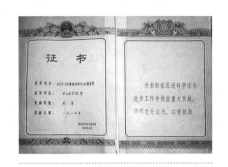

1985 年国家科技进步奖三等奖证书

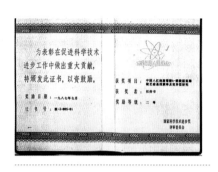

1987 年国家科技进步奖二等奖证书

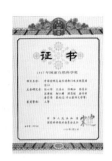

1987 年国家自然
科学三等奖证书

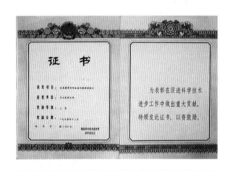

1990 年国家科技进步奖三等奖证书

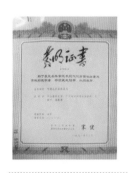

1992 年发明四等奖证书

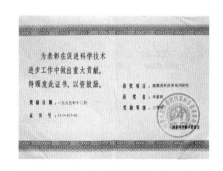

1995 年国家科技进步奖三等奖证书

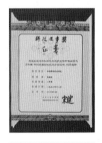

1996 年国家科技
进步奖三等奖证
书

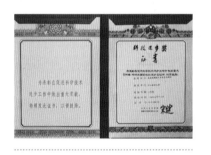

1997 年国家科技进步奖二等奖证书

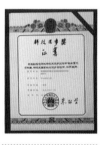

1998 年国家科技
进步奖三等奖证书

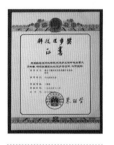

1999 年国家科技
进步奖三等奖证书

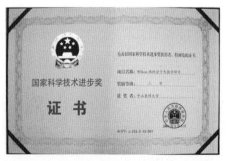

2000 年国家科学技术进步奖二等奖证书

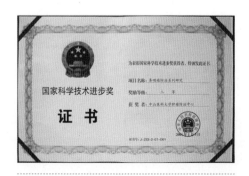

2000 年国家科学技术进步奖二等奖证书

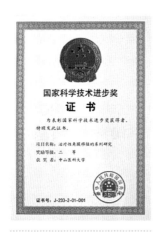

2001 年获国家科学技术
进步奖二等奖证书

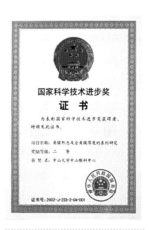

2002 年国家科学技术进步
奖二等奖证书

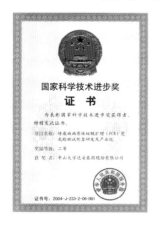

2004 年国家科学技术进步
奖二等奖证书

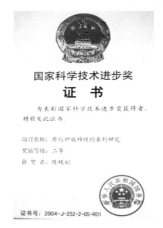

2004 年获国家科学技术
进步奖二等奖证书

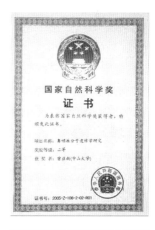

2005 年国家自然科学奖
二等奖证书

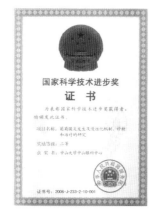

2006 年国家科学技术进步奖
二等奖证书

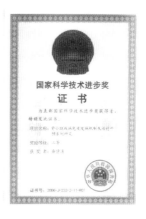

2006 年国家科学技术进步
奖二等奖证书

医科荣获国家级高等教育教学成果奖（9 项，1989—2005 年）

年份	成果名称	获奖者（集体主要成员）	奖励等级
1989	进行"自学为主"和"讲授为主"的对比试验，加强学生能力的培养和智力的开发	彭文伟、卢光启、谭绪昌	国家级优秀教学成果奖
1989	培养眼科学高级人才，促进眼科教医研事业的发展	周文炳、吴乐正、毛文书	国家级优秀教学成果奖
1989	广东省高等医学院校医学专业办学水平评估的实践与研究	王庆炜、张晓珠、熊匡汉	国家级优秀教学成果奖
1990	"自学为主"和"讲授为主"教学方法的对比性研究	彭文伟、卢光启、谭绪昌、古震威、钟声碎	国家级优秀教学成果奖二等奖
1993	新型生理学实验课教学模式的建立和探索	生理教研室：王庭槐、詹澄扬、潘敬运、许实光、姚愈忠	国家级优秀教学成果奖二等奖
1993	正确发挥临床考试导向作用，促进学生临床能力提高	卢光启、邝沛荣、颜楚荣、李巧兰、刘晓荔	国家级优秀教学成果奖二等奖
1997	《人体寄生虫学》（第三版）教材	徐秉琨	国家级教学成果奖二等奖
2001	创建跨学科、多层次生理科学实验课的研究与实践	陈克敏、王竹立、林明栋、马志楷、王庭槐	国家级教学成果奖二等奖
2005	构建"三早"医学教育新模式的探索与实践	王庭槐、王淑珍、肖海鹏、黄坚、陈慧	国家级教学成果奖二等奖

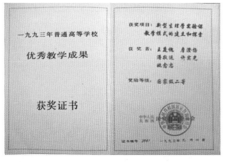
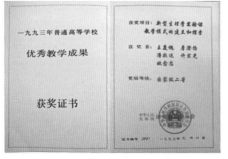

1993 年国家级优秀教学成果二等奖

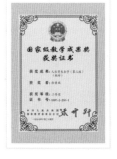

1997 年国家级教学成果奖二等奖

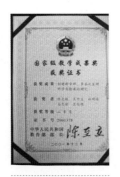

2001 年国家级教学成果奖二等奖

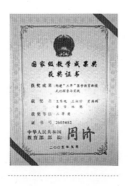

2005 年国家级教学成果奖二等奖

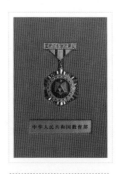

2005 年国家级教学成果奖奖章

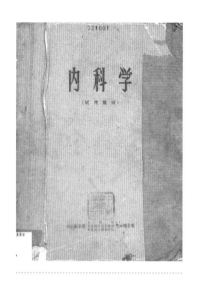

中山医学院编《内科学》教材

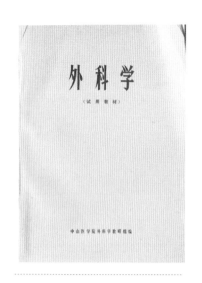

中山医学院外科学教研组编
《外科学》教材

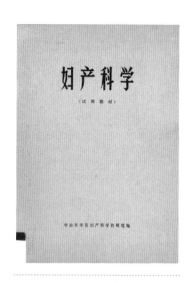

中山医学院妇产科教研组编
《妇产科学》教材

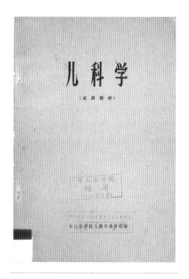

中山医学院儿科学教研组编
《儿科学》教材

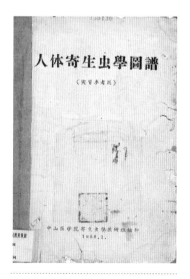

中山医学院寄生虫学教研组编
《人体寄生虫学图谱》教材

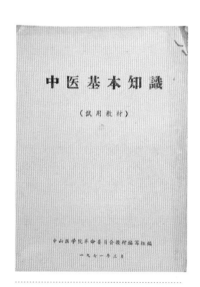

中山医学院革命委员会教材编写
组编《中医基本知识》教材

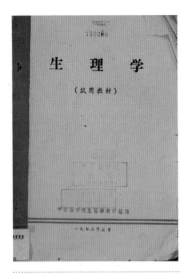

中山医学院生理学教研组编
《生理学》教材

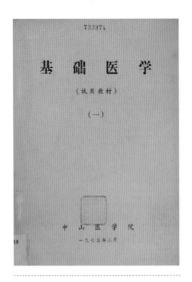

中山医学院编《基础医学》教材

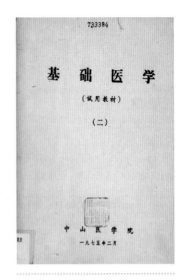

中山医学院编《基础医学》教材

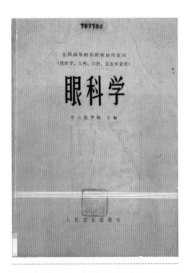

中山医学院主编《眼科学》教材

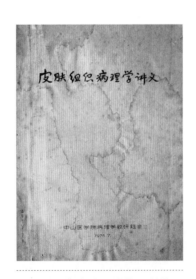

中山医学院病理学教研组编
《皮肤组织病理学讲义》

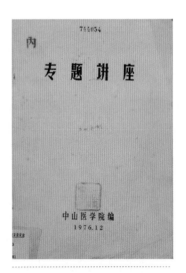

中山医学院编《专题讲座》

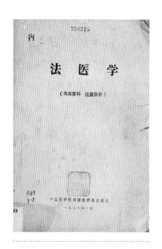

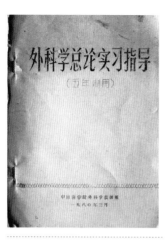

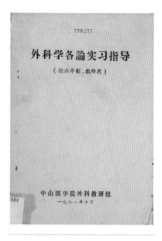

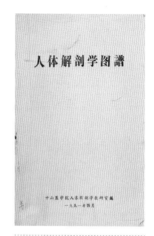

中山医学院病理教研组
法医组编《法医学》教材

中山医学院外科学教研组编
《外科学总论实习指导》

中山医学院外科教研组编
《外科学各论实习指导》

中山医学院人体解剖学
教研室编《人体解剖
学图谱》教材

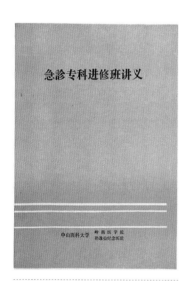

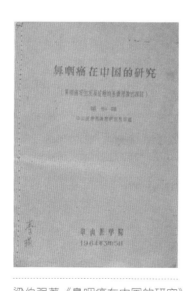

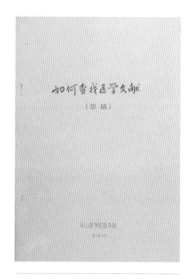

中山医科大学编《急诊专科进修
班讲义》

梁伯强著《鼻咽癌在中国的研究》

中山医学院图书馆编写《如何
查找医学文献》

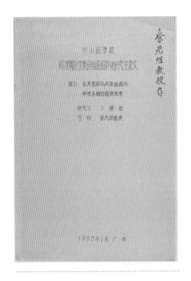

中山医学院病理解剖学研究生论文

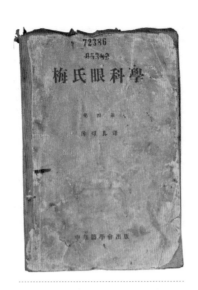

陈耀真译《梅氏眼科学》教材

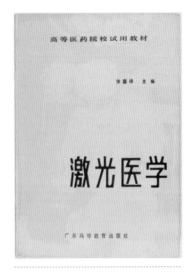

徐国祥主编《激光医学》教材
（广东高等教育出版社）

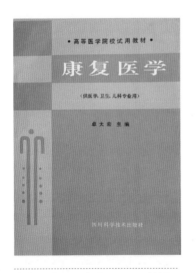

卓天宏主编《康复医学》教材

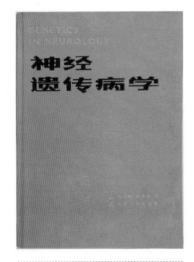

《神经遗传病学》教材

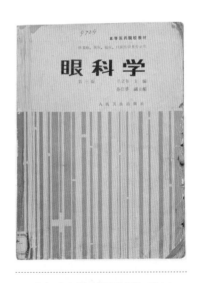

毛文书主编《眼科学》教材

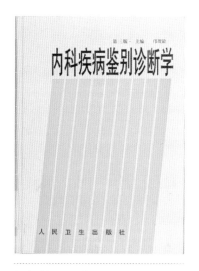

邝贺龄主编《内科疾病鉴别诊断学》（第三版）教材

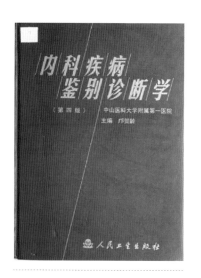

邝贺龄主编《内科疾病鉴别诊断学》（第四版）

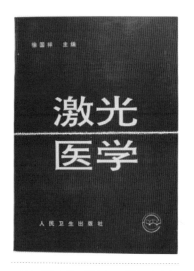

徐国祥主编《激光医学》教材（人民卫生出版社出版）

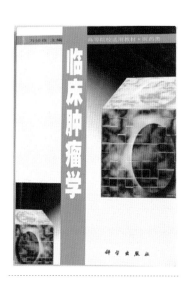

万德森主编《临床肿瘤学》

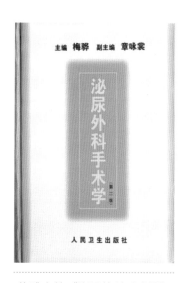

梅骅主编《泌尿外科手术学》

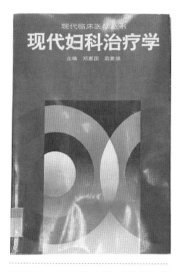

郑惠国、梁素娣主编《现代妇科治疗学》

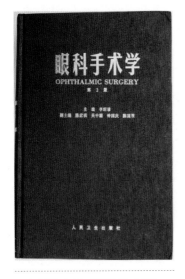

李绍珍主编《眼科手术学》
（第2版）教材

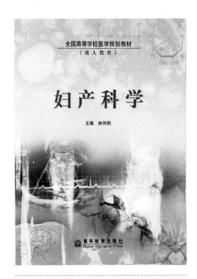

林仲秋主编《妇产科学》教材

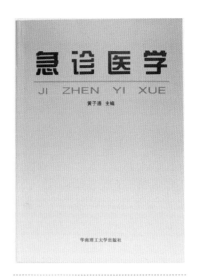

黄子通主编《急诊医学》教材

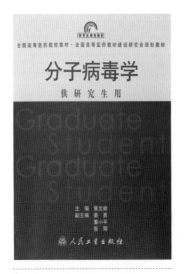

黄文林主编《分子病毒学》教材

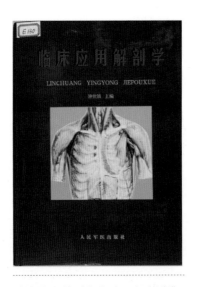

钟世镇主编《临床应用解剖学》
教材

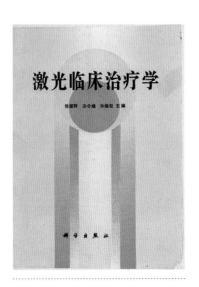

徐国祥、洪令煌、孙振权主编
《激光临床治疗学》教材

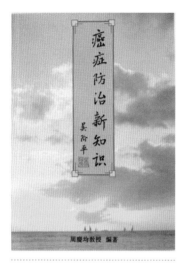

周庆均编著《癌症防治新知识》

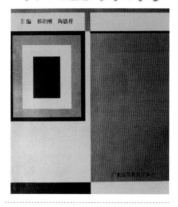

邢诒刚、陶恩祥主编《帕金森病》

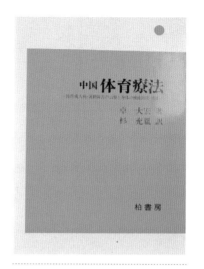

卓大宏著《中国体育疗法》

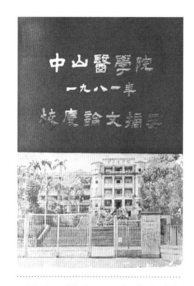

《中山医学院 1981 年校庆论文摘要》

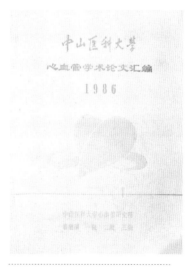

《中山医科大学心血管学术论文汇编（1986）》

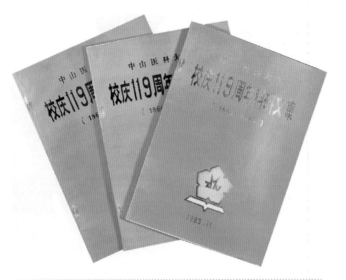

《中山医科大学校庆 119 周年科研文集》

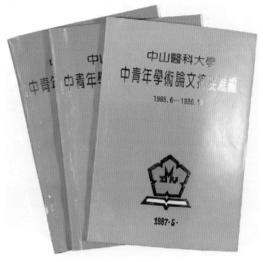

《中 山 医 科 大 学 中 青 年 学 术 论 文 摘 要 汇 编
（1985.6—1986.12）》

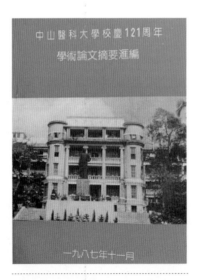

《中 山 医 科 大 学 校 庆 121 周 年 学 术
论文摘要汇编》

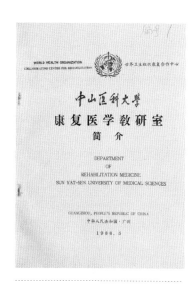

《中山医科大学康复医学教研室
简介》

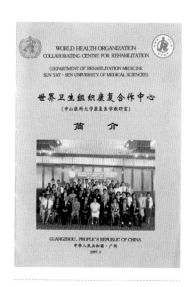

《世界卫生组织康复合作中心
简介》

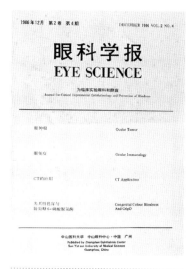

《眼科学报》

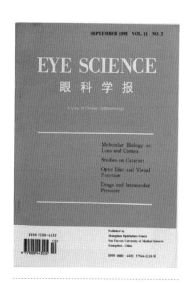

《眼科学报》

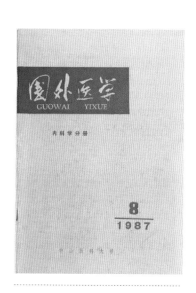

《国外医学》杂志

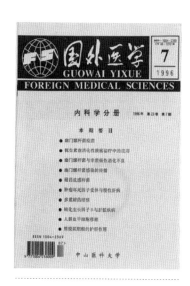

《国外医学》杂志

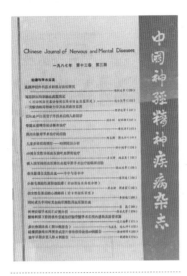

《中国神经精神疾病杂志》

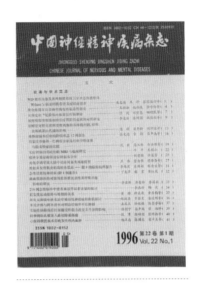

《中国神经精神疾病杂志》

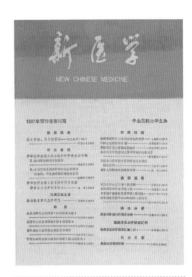

《新医学》杂志

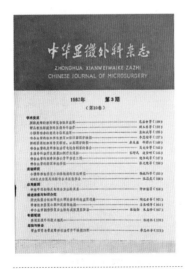

《中华显微外科杂志》

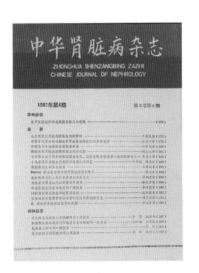

《中华肾脏病杂志》

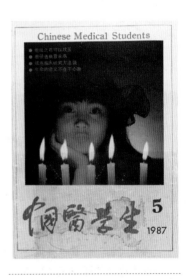

《中国医学生》杂志

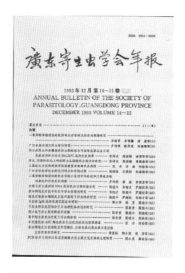

《广东寄生虫学会年报》

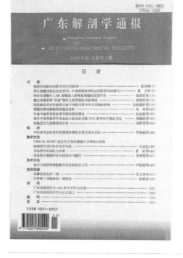

《广东解剖学通报》

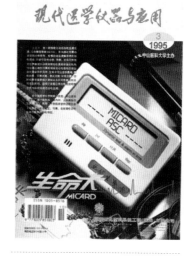

《现代医学仪器与运用》杂志

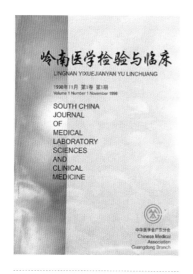
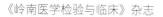

《岭南医学检验与临床》杂志

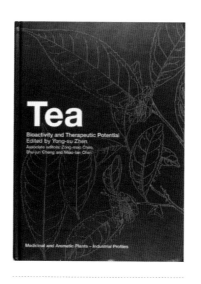

Tea 杂志

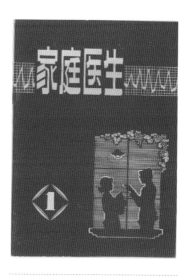

《家庭医生》杂志

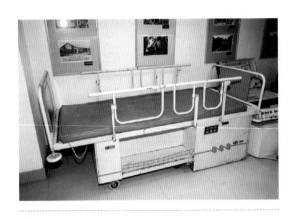

王维平教授等联合研制并获国家发明奖的 K-88 型可调式多浪床

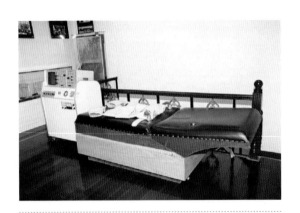

郑振声教授等研制并获国家科技奖的第一代体外反搏装置

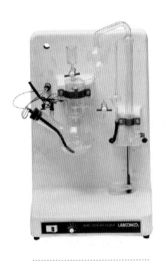

蒸馏水发生器

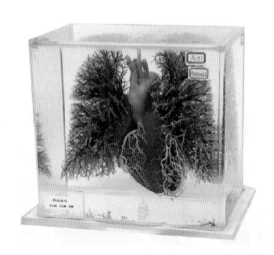

中山医学院"微灌注手"首创——心肺血管微灌注模型，由校友南方医科大学钟世镇院士赠送

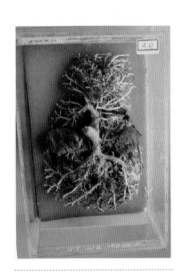

1983 年 8 月，中山医学院附属第二医院肝胆外科专家赵善广、区庆嘉教授用 ABC 塑料灌注人肝脏血管、胆管后，待塑料凝固而制成的模型，该模型使肝脏血管和胆管的结构更加直观，对肝胆外科工作有重要的临床意义

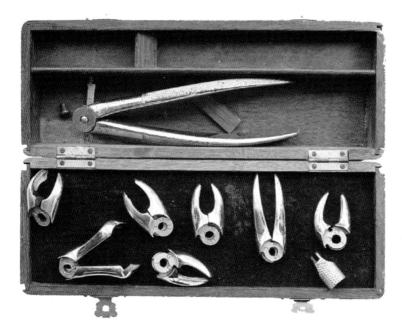

外科教授蔡纪辕使用过的多用牙钳
（20世纪40年代，抗日战争时期
缴获的日军手术器械）

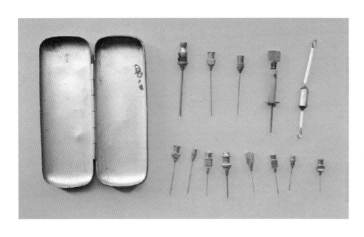

外科教授蔡纪辕使用过的多用针盒、针头
（20世纪40年代，抗日战争时期缴获的
日军手术器械）

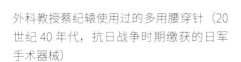

外科教授蔡纪辕使用过的多用腰穿针（20
世纪40年代，抗日战争时期缴获的日军
手术器械）

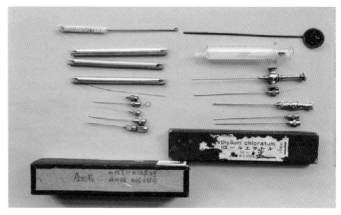

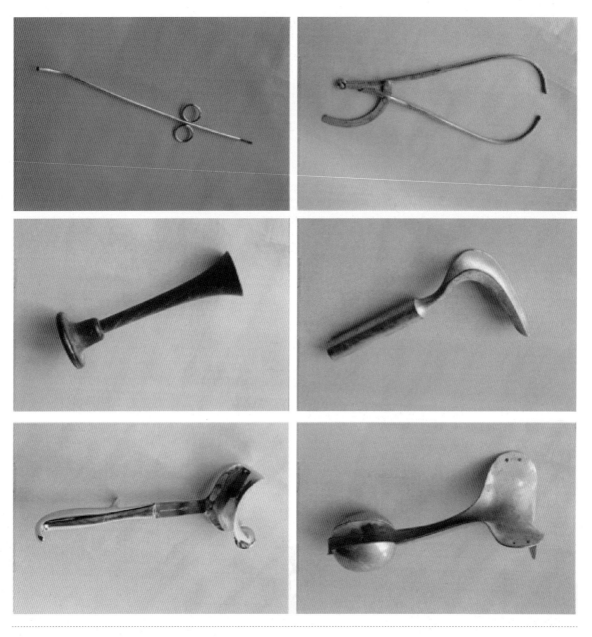

20 世纪三四十年代，妇产科教授郑惠国使用过的药物结扎输卵管手术器械、骨盆量尺、牛角胎心音听筒、阴道钩、腹壁手术拉钩、会阴重锤

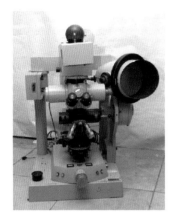
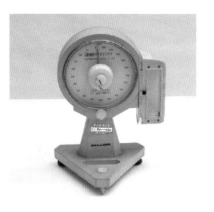
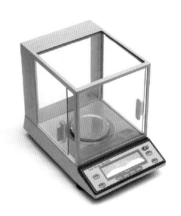

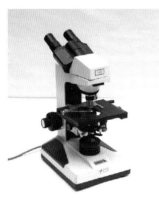
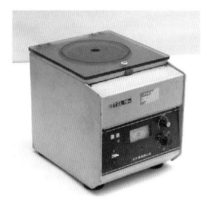
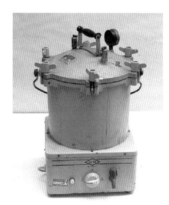

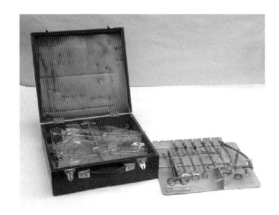
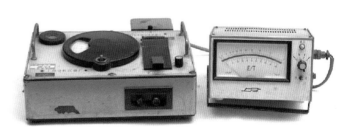

科研设备（1）

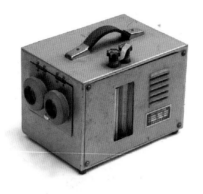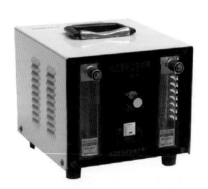

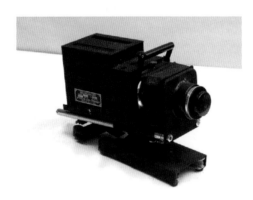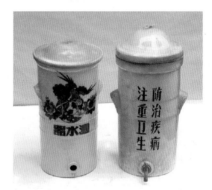

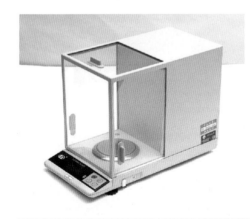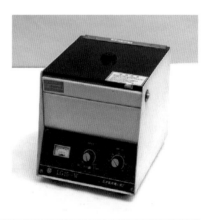

科研设备（2）

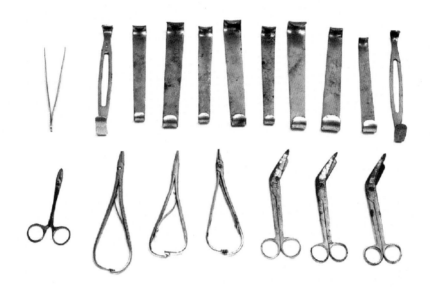

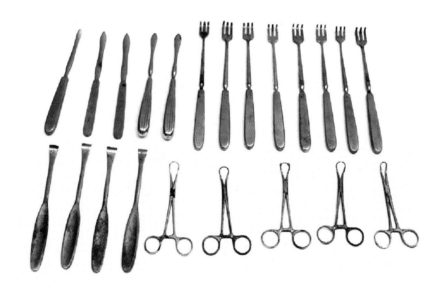

科研设备（3）

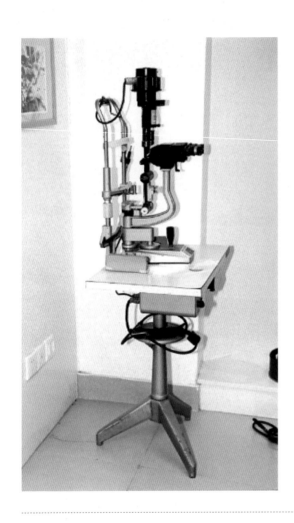

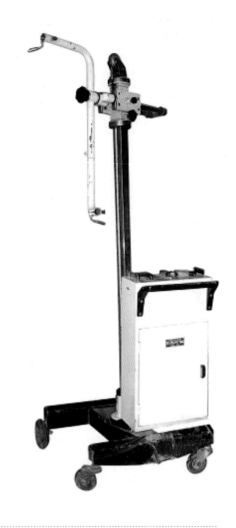

科研设备（4）

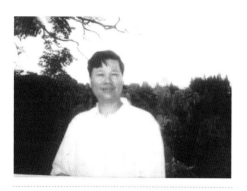

中山大学附属第三医院党委委员、传染病科党支部书记、传染病科教研室副主任、传染病科副主任、主任医师邓练贤，2003年4月21日，因救治 SARS 病人而染病，经抢救无效在广州抗击 SARS 的第一线光荣殉职

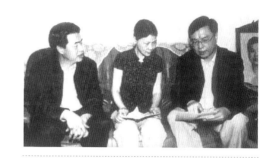

2003 年 4 月 23 日，中共广东省委书记张德江、省长黄华华登门慰问烈士邓练贤的妻子朱秀娟并转达胡锦涛总书记对烈士的沉痛悼念

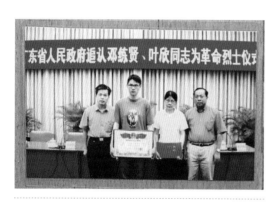

广东省人民政府追认邓练贤、叶欣同志为革命烈士仪式

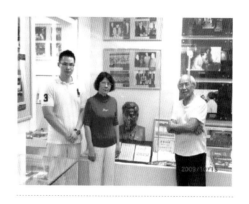

邓练贤妻子朱秀娟与儿子邓建平向中山大学医学博物馆捐赠邓练贤烈士铜像，著名雕塑家曹崇恩义务雕刻铜像

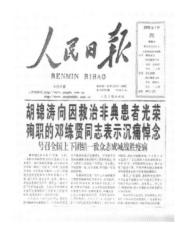

2003 年 4 月 26 日《人民日报》第一版刊登《胡锦涛向救治非典患者光荣殉职的邓练贤同志表示沉痛悼念》一文

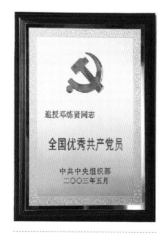

邓练贤同志被追授为"全国优秀共产党员"

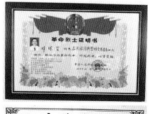
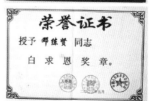

邓练贤同志"革命烈士证明书"、荣获白求恩奖章证书

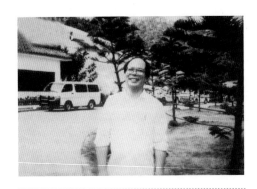

中山大学孙逸仙纪念医院司机范信德在运送
危重 SARS 病人时不幸染病，2003 年 2 月 3 日，
在抗击 SARS 的战斗中光荣殉职

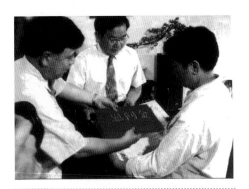

上级领导慰问范信德烈士的妻子余美基

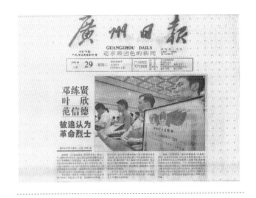

2003 年 2 月 29 日《广州日报》第一版刊登
《邓练贤、叶欣、范信德被追认革命烈士》
一文

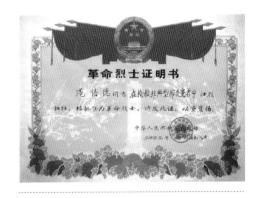

范信德"革命烈士证明书"

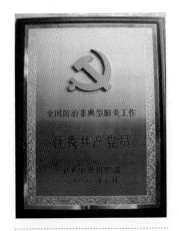

范信德被授予"全国防治非典
型肺炎工作优秀共产党员"

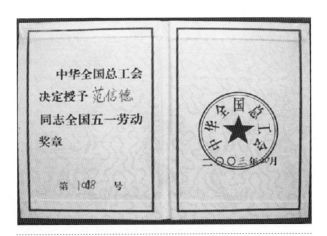

范信德荣获"全国五一劳动奖章"

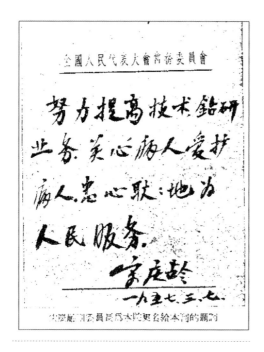

1957 年 3 月 7 日，国家副主席宋庆龄题词

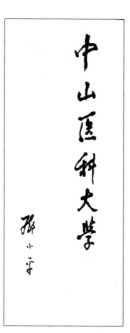

1985 年 9 月 26 日，邓小平同志亲笔题写
"中山医科大学"校名，这是邓小平同
志第一次为国内高校题名

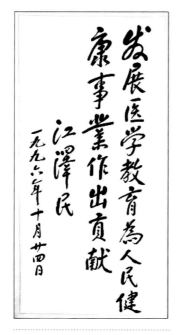

1996 年 10 月 24 日，江泽民
总书记为中山医科大学题词

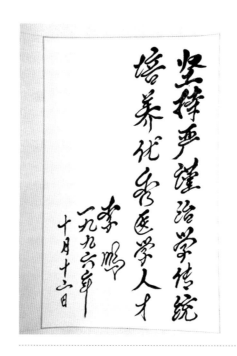

1996 年 10 月 12 日，国务院总理李鹏题词

勤奋耕耘
桃李满园
教书育人
再攀高峰

祝贺第中山医科大学建校130周年

邹家华

一九九六年九月

1996 年 9 月，国务院副总理邹家华题词

进一步提高教学质
量，为培养更多的医
德高尚医术卓越的人
民医师作贡献。

恭贺中山医科大学

李岚清

一九九六年十月三十日

1996 年 10 月 30 日，
国务院副总理李岚清
题词

开拓奋进
再创辉煌

中山医科大学
建校百三十周年纪念

谢非题

一九九六年八月十日

1996 年 8 月 10 日，中共广东
省委书记谢非题词

勇攀高峰
再创辉煌

祝贺中山医一百三十周年

叶选平

全国政协副主席叶选平题词

为国民医疗保健
作出贡献

中山医科大学一百三十周年庆典暨
柯麟铜像揭幕仪式志庆

霍英东题

1996 年，全国政协副主席霍英东题词

春秋一百三十载
桃李三万遍五洲

贺中山医科大学建校一百三十周年

一九九六年　丙子

马万祺　题

1996 年，全国政协副主席马万祺题词

励精图治作奉
献艰苦创业称
楷模

为柯麟教授铜像揭幕题

陈敏章

一九九六年十一月

1996 年 11 月，卫生部部长陈敏章题词

发扬中山传统
再创世纪辉煌

贺中山医科大学建校130周年

张文康

一九九六年十月

1996 年 10 月，卫生部副部长张文康题词

中山医科大学
附属第一医院

继承优良传统　不断提高创新

医院全面发展　服务健康事业

一九九八年元月廿二日　吴阶平题

1998 年 1 月，全国人大常委会副委员长
吴阶平题词

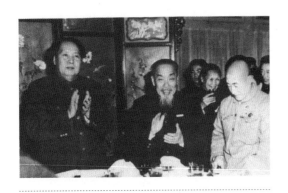

1951 年，毛主席接见光华首届毕业生陈垣等

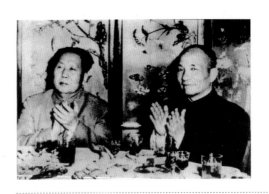

1956 年 1 月，毛主席在最高国务会议上第三次接见和宴请陈心陶教授

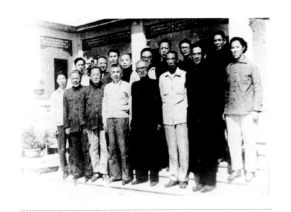

1961 年 11 月，中共广东省委书记陶铸（前排左四）与中山医学院讲学团在广东湛江合影

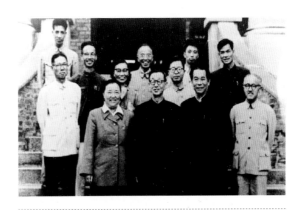

1963 年，中央高等教育部杨秀峰部长（前排右三）来中山医学院视察，并与校领导、教授合影

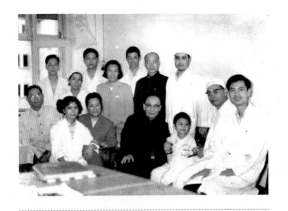

1963 年 11 月 7 日，全国人大常委会副委员长、中国科学院院长郭沫若（中）到中山医学院附属第一医院看望成功进行颅脑外伤的医护人员及患儿。左一周寿恺教授、前排右二蔡纪辕教授、后排右二李士梅教授

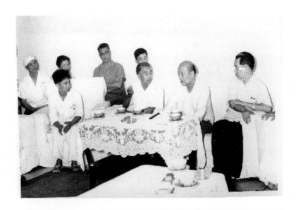

1965 年 6 月 24 日，中共中央中南局第一书记陶铸、广东省省长陈郁接见成功进行断脚再植的医护人员及患者

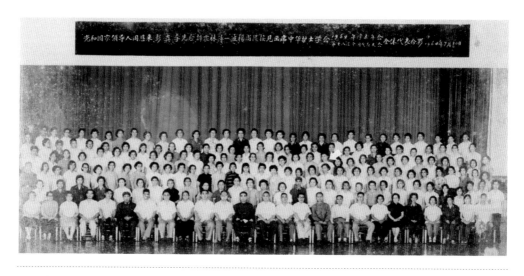

1964 年 7 月 30 日，中山医学院护士学校邓婉容出席中华护士学会学术年会暨第 18 届全国代表大会，受到周总理等中央领导接见并合影

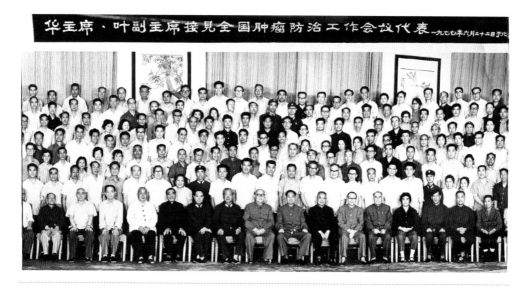

1977 年 6 月 22 日，中山医学院肿瘤医院党委书记浦广寒（五排右四）出席全国肿瘤防治工作会议时，受到华国锋主席、叶剑英副主席等中央领导接见并合影

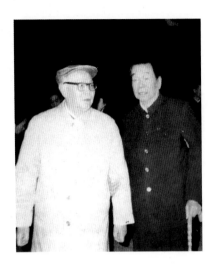

中共中央副主席叶剑英元帅与柯麟院长（右）在"文化大革命"后相聚

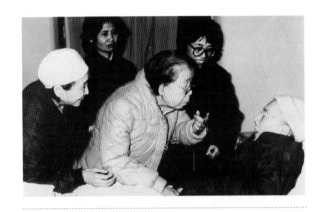

全国政协主席邓颖超到中山眼科中心看望陈耀真教授

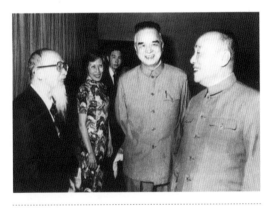

20世纪80年代初，国家主席杨尚昆、广东省省长梁灵光亲切会见陈耀真教授

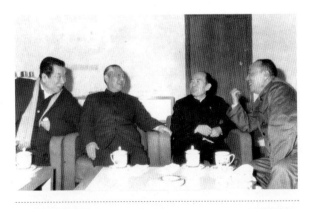

1983年，中央军委副主席杨尚昆（右一）、习仲勋副委员长（右三）、马万祺副委员长（右二）与柯麟院长（左一）亲切交谈

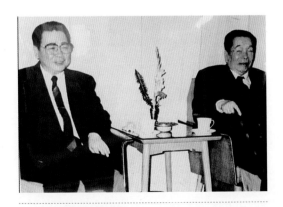

国务院总理李鹏与柯麟院长亲切交谈

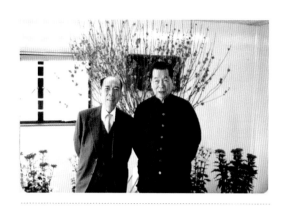

全国政协副主席马万祺与柯麟院长合影

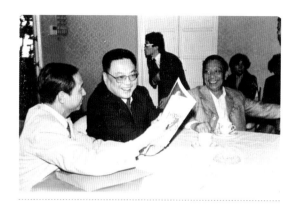

1988 年，中国残疾人联合会主席邓朴方（左二）参观中山医科大学附属第一医院康复医学教研室，左一卓大宏教授、右一卢光启教授

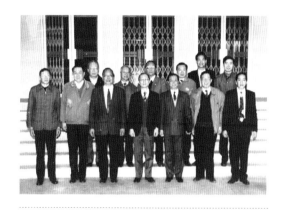

1992 年，卫生部部长陈敏章视察中山医科大学时与校领导合影

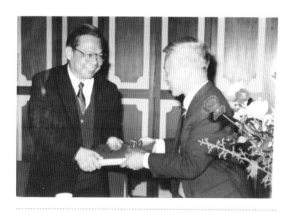

全国人大常委会委员曾宪梓先生捐建中山医科大学附属第一医院影像楼，院长肖官惠教授表示感谢

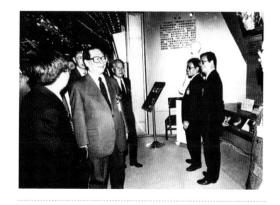

1996 年 4 月 26 日，江泽民总书记视察北京全国科技成就展时，在广东省省长朱森林等的陪同下参观中山医科大学研制的体外反搏装置

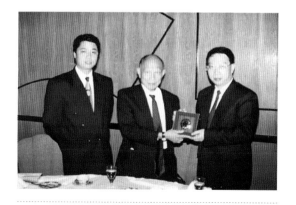

1996 年，全国政协副主席霍英东会见中山医科大学校长黄洁夫（右）

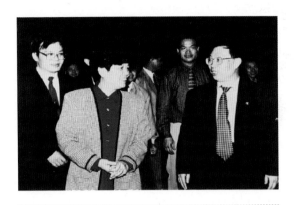

1997年，教育部部长陈至立（前排右一）视察中山
医科大学

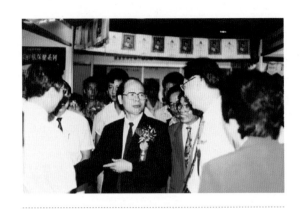

中共中央政治局委员、广东省委书记谢非对中山
医科大学高科技医疗产品给予高度评价

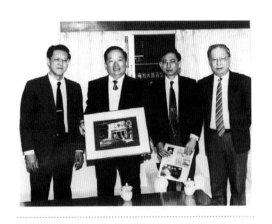

国务院副总理田纪云到中山医科大学孙逸仙
纪念医院视察

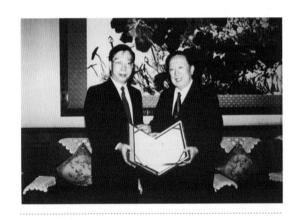

卫生部批复同意聘吴阶平院士（右）为中山医科
大学名誉校长

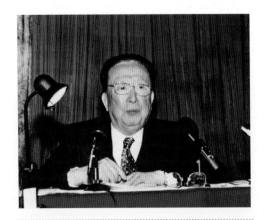

名誉校长吴阶平院士为中山医科大学师生做
临床经验讲座

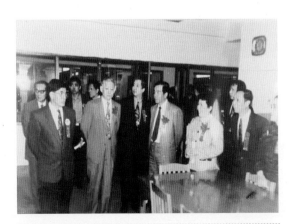

全国政协副主席叶选平（前排左二）、广东省副
省长卢钟鹤（前排左一）到中山医科大学视察

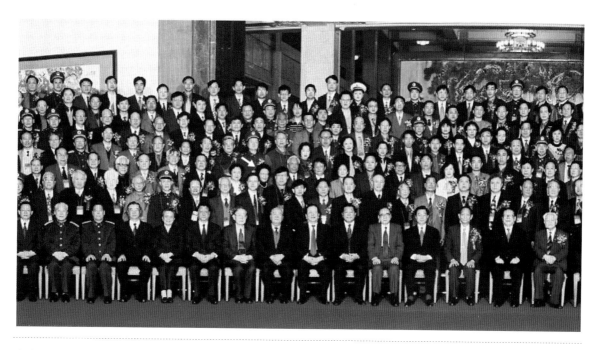

党和国家领导人接见获"2000年度国家科学技术奖"代表，中山医科大学教授梁秀龄（箭头处）获"2000年度国家科学技术进步奖二等奖"

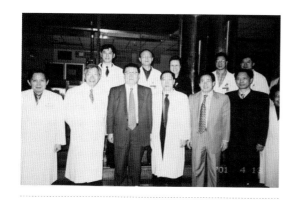

2001年4月3日，中共中央政治局委员、广东省委书记李长春（左三）、省委领导蔡东士（左五）视察中山大学附属第一医院

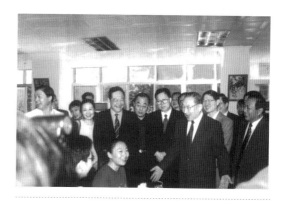

2001年11月1日，中共中央政治局常委、副总理李岚清视察中山大学北校区并与医科学生亲切交谈

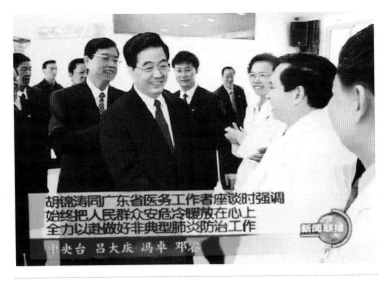

2003年春，胡锦涛总书记到广州慰问广东抗击"非典"医务工作者代表时，与中山大学附属第一医院院长詹文华教授亲切握手

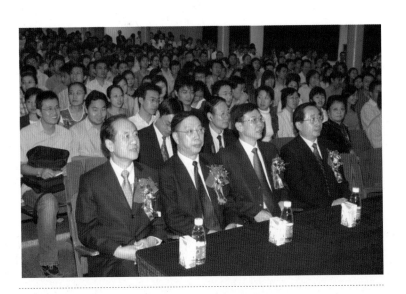

2006年11月12日，全国人大常委会副委员长韩启德院士（左一）、卫生部副部长黄洁夫（左二）参加"中山医140周年庆典"

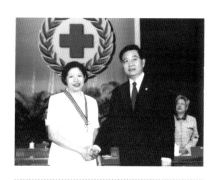

2003 年，广东省人民医院的钟华荪
校友于获国际南丁格尔奖

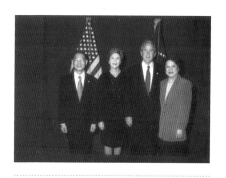

2004 年，旅美校友雷尚斌及夫人与
美国总统布什夫妇合影

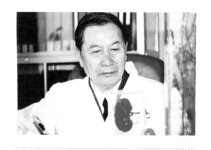

1952 年毕业的校友钟世镇院士是
我国现代临床解剖学的奠基人

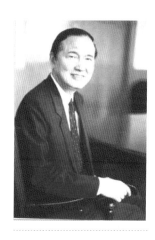

1954 年毕业的校友甄永苏
院士是我国著名的肿瘤
药理学与微生物药学家
（任职于中国医学科学院
医药生物技术研究所）

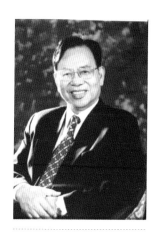

校友曾毅院士是我国著名
的病毒学家、肿瘤病毒和
艾滋病毒学家（任职于中国
预防医学科学院）

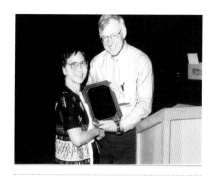

2004 年 5 月，旅美校友冯慧敏教授
（左）获世界传染病研究领域知名
机构美国德州大学医学院颁发的
"终身成就奖"

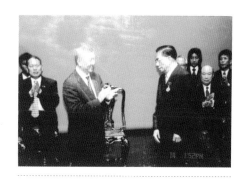

澳门特别行政区行政长官何厚铧授予澳门
校友谭锡勋（右）"优良服务专业勋章"

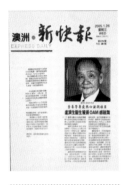

校友卢济生因其"最优秀服务与贡献"被澳大利亚政府授予勋衔

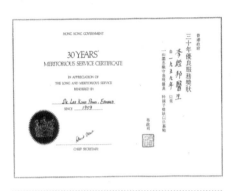

香港校友李经邦荣获香港特区政府颁发的30年优良服务奖状

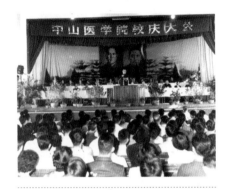

1963年11月，中山医学院校庆，柯麟院长致辞

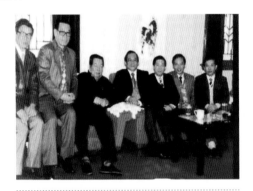

"文化大革命"后柯麟院长在澳门接见校友

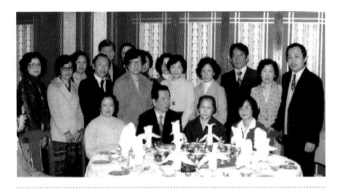

"文化大革命"后柯麟院长、毛文书教授在香港与校友合影

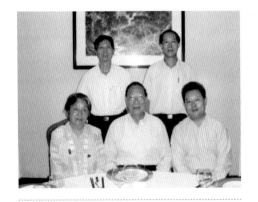

1982届旅美校友梁卫宁（前排右一）荣获全美肾科、内科最佳医生奖，2006年校庆时与中山医科大学卢光君校长等合影

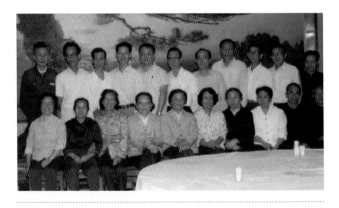

1981年，1953届校友于广州聚会并合影

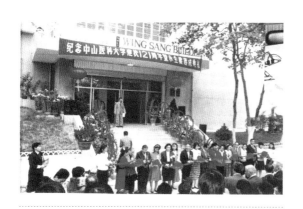

1987 年 11 月 8 日，由校友刘永生捐资建造成的永生楼在中山医科大学落成

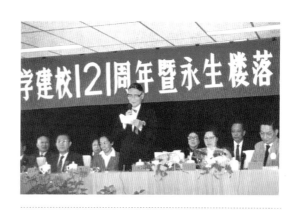

1987 年 11 月，校友刘永生在校庆暨永生楼落成庆典上讲话

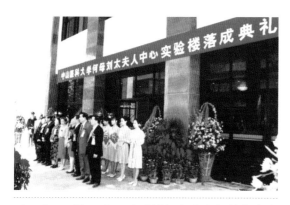

1995 年 11 月 11 日，由香港知名人士何善衡先生捐建的何母刘太夫人教学实验楼落成

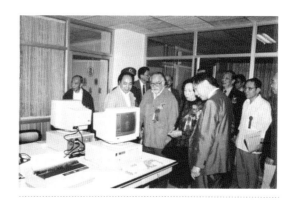

香港校友高伟文（前排左二）参观由其捐资建设的语音实验室和计算机实验室

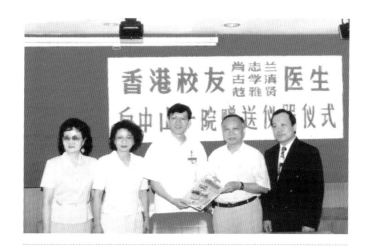

1998 年，香港校友肖志兰、古学滇、范雅贤向中山医科大学附属第一医院捐赠医疗仪器

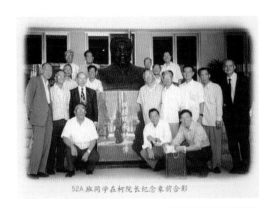

52A 班同学在柯麟院长像前合影

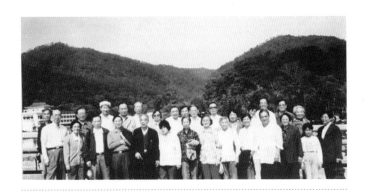

1995 年，1953 届莹社校友会合影

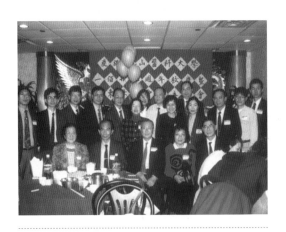

1995 年 11 月，庆祝中山医科大学 129 周年校庆
暨美东校友会成立大会，彭文伟校长（前左三）
与校友合影

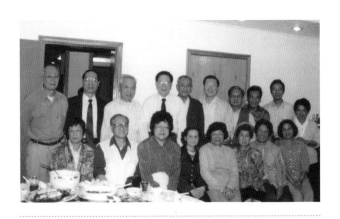

1997 年，1955 届 B 班校友回校聚会合影

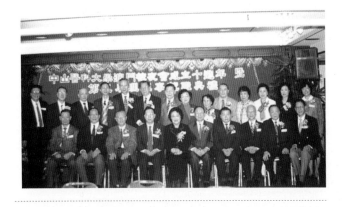

1997 年，中山医科大学澳门校友会成立 10 周年合影

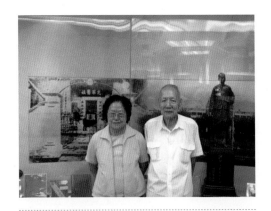

光华香港校友会为中山大学医学博物馆光华
百年特展提供了丰富的历史实物图片，香港
校友柳文治、邓绍坤专程送到医学博物馆

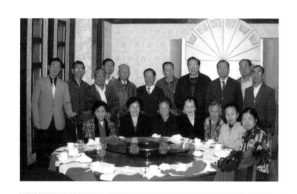

1998 年，光华校友在广州聚会并合影

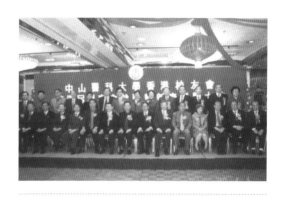

2000 年 3 月 5 日，中山医科大学香港校友会合影

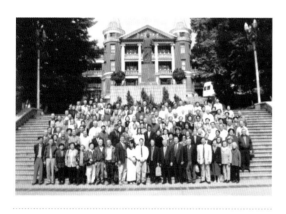

2000 年 11 月，光华医学院校友回母校纪念光华 92 周年华诞

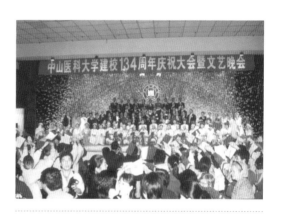

2000 年 11 月，校庆大会暨文艺晚会

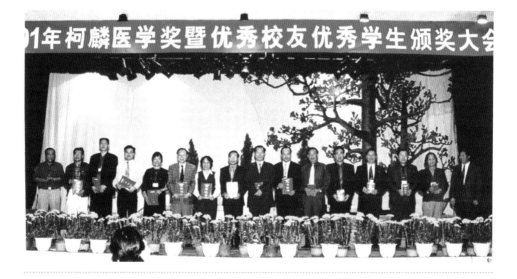

2001 年 11 月，中山大学校友总会在校庆日隆重表彰为母校发展做出重大贡献的优秀校友，图为 2001 年柯麟医学奖暨优秀校友、优秀学生颁奖大会

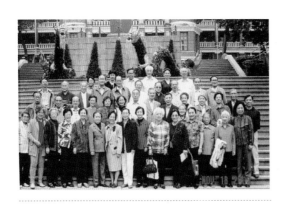

2004 年 11 月，1954 届学生毕业 50 周年合影

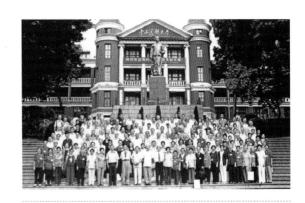

2005 年 11 月，1960 届学生入学 50 周年、毕业 45 周年欢聚并合影

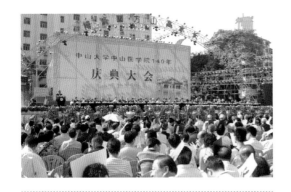

2006 年 11 月 12 日，中山大学北校区隆重举行中山医学院 140 周年庆典大会

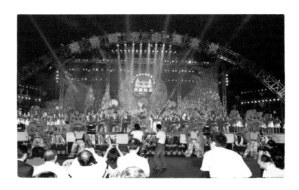

2006 年 11 月 12 日晚，中山大学北校区运动场举行中山医学院 140 周年庆典晚会

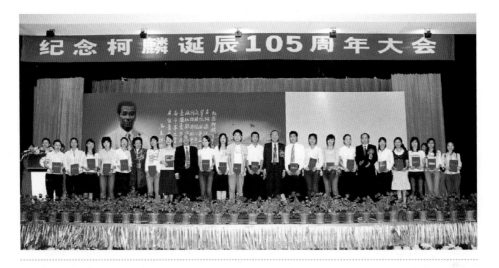

2006 年 11 月，中山大学北校区校友会堂举行颁发柯麟医学基金会优秀学生奖大会

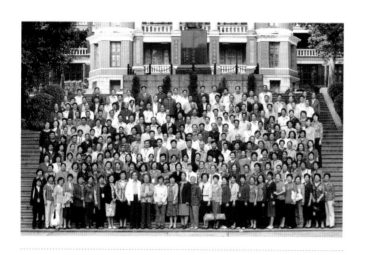

2008 年 11 月，1978 届学生毕业 30 周年合影

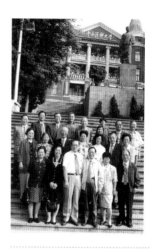

香港校友回母校聚会并合影

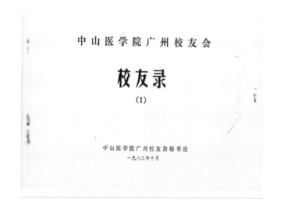

1983 年 12 月，中山医学院广州校友会校友录

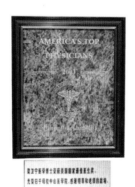

1982 届校友梁卫宁荣获
"美国国家最佳医生奖"

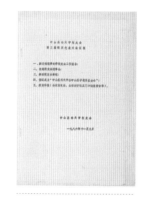

1986 年 11 月，中山
医科大学校友会第三届
代表大会会议资料

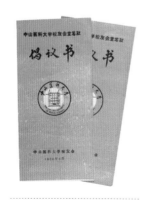

1988 年 3 月 10 日，中山
医科大学校友会堂筹款
倡议书

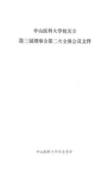

1988 年 4 月，中山
医科大学校友会第三届
理事会第二次会议文件

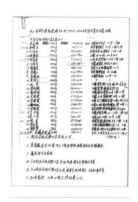

1992 年 3 月，中山医科
大学旅港校友会召开首
届筹委会的会议记录

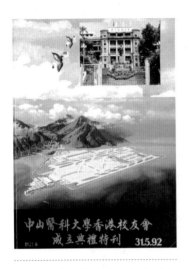

中山医科大学香港校友会成立
典礼特刊

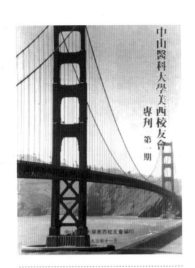

1993 年 11 月，中山医科大学
美西校友会专刊第一期

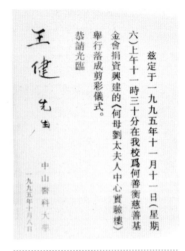

1995 年 10 月 8 日，中山医科
大学何母刘太夫人中心实验
大楼（简称"何母楼"，由何
善衡捐资建造）落成剪彩仪式
请柬

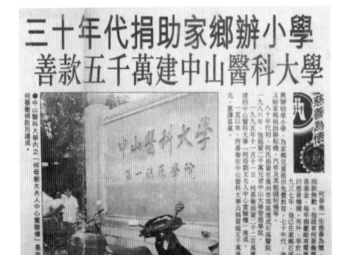

1997 年 12 月 5 日，香港《东方日报》报道何善衡为中山
医科大学附属第一医院捐款 5000 万

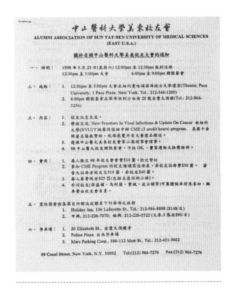

1998 年 5 月 23 日，中山医科大学美东
校友会开会通知

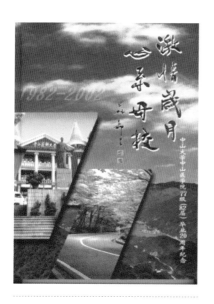

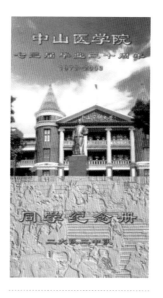

2002 年 11 月，中山医学院 1977 级（1982 届）毕业 20 周年纪念册

2003 年，1973 届二大队二中队毕业 30 周年同学纪念册

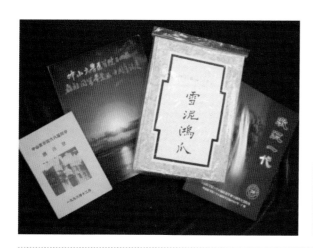

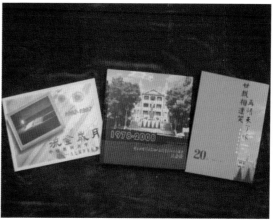

校友刊物

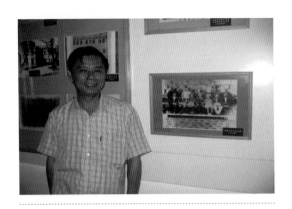

2005 年 9 月 28 日，博济医院所办西医校早期毕业生池耀廷之孙池元浩参观中山大学医学博物馆

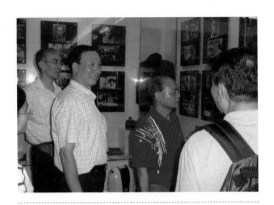

2005 年 10 月 2 日，校友参观中山大学医学博物馆

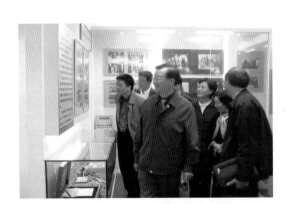

2006 年 1 月 18 日，全国人大教科文卫委员会副主任、宋庆龄基金会副主席张文康参观中山大学医学博物馆

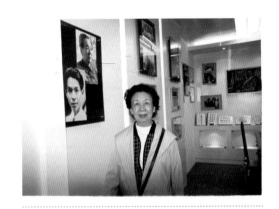

2006 年 11 月 12 日，柯麟院长之女柯小英参观中山大学医学博物馆柯麟纪念室

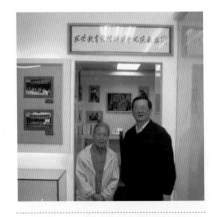

2006 年 11 月 23 日，柯麟院长之子柯小刚与当年随柯麟院长一起在澳门从事地下工作的李铁大姐参观中山大学医学博物馆

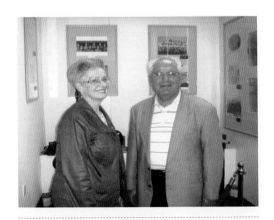

2007 年 4 月 9 日，美国纽约州立大学校长夫妇参观中山大学医学博物馆留影

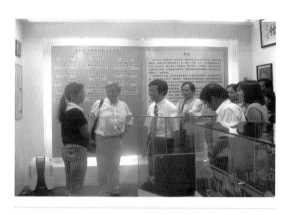

2007 年 10 月 12 日，越南海防市医科大学教师
参观医学博物馆

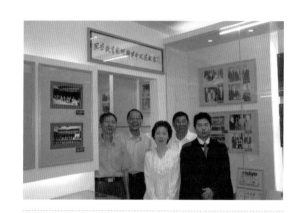

2007 年 11 月 14 日，柯麟院长之子柯小强与夫人
携儿子柯亮参观医学博物馆

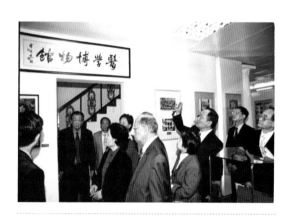

2008 年 3 月 21 日，香港校友参观医学博物馆

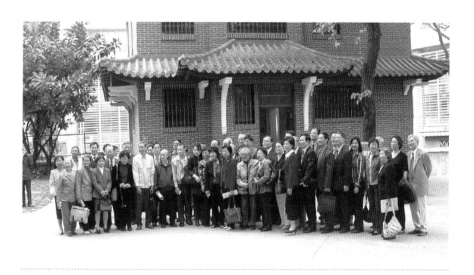

2008 年 3 月 21 日，回母校参加粤港澳校友春茗的代表参观医学博物馆合影

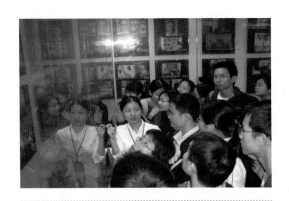

中山大学医科学生参观医学博物馆

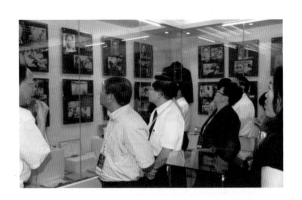

2008 年 5 月 19，教育部本科教学评估专家组在
郑德涛书记等校领导陪同下参观医学博物馆

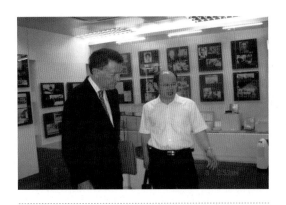

2008 年 10 月 8 日，美国科学院院士参观医学
博物馆

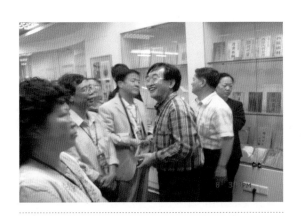

2008 年 11 月 8 日，1978 届张建青校友等参观医学
博物馆

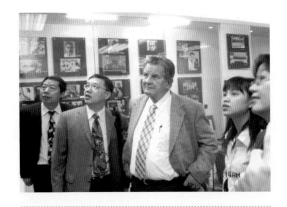

2008 年 11 月 9 日，国际义肢矫形协会世界卫生
组织官员参观医学博物馆

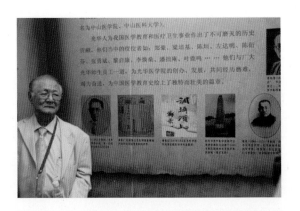

2008 年 11 月 15 日，光华医学院创办人郑豪之子
郑浩华校友参观医学博物馆

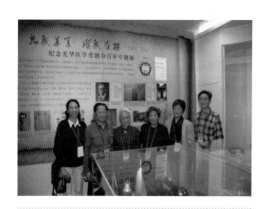

2008年11月15日，光华医学院创办人梁培基、陈垣的子孙参观医学博物馆合影

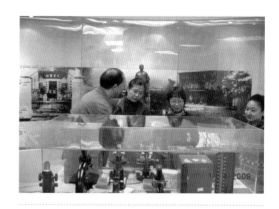

2009年4月1日，香港中文大学历史系讲座教授在中山大学历史系程美宝教授陪同下参观医学博物馆

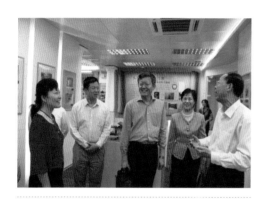

2009年4月28日，中山大学李萍副书记、陈春声副校长、医学部书记芮琳等指导医学博物馆工作

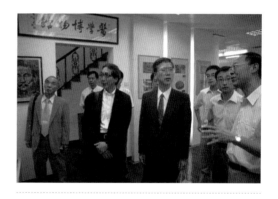

2009年6月17日，日本医学代表团参观医学博物馆

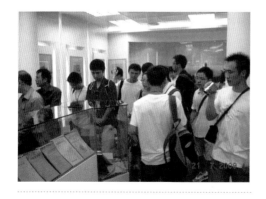

2009年7月21日，粤港澳夏令营师生参观医学博物馆

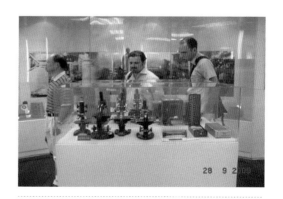

2009年9月29日，德国Max研究所专家参观医学博物馆

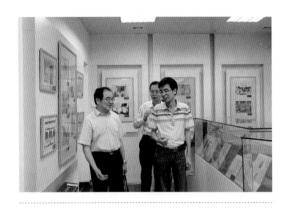

工作人员向参观来宾介绍中山大学医科历史

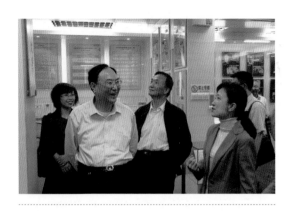

医学部党委夏丹书记迎接教育部张浚生书记等人
参观医学博物馆

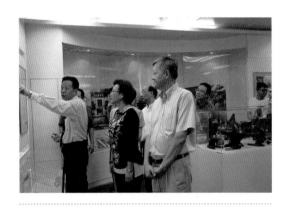

中共中山大学委员会书记陈春声视察医学博物馆

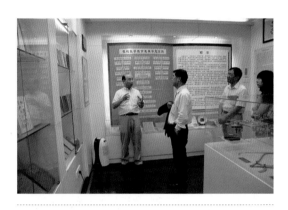

中山大学黎孟枫副校长为瑞士苏黎世理工大学
Thomas Bernauer 教授介绍中山大学医科历史

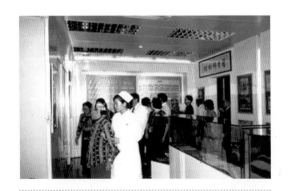

陈心陶教授夫人郑惠贞（前排左一）参观医学
博物馆（拷贝）

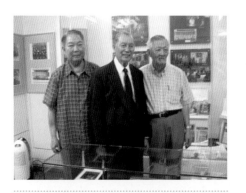

钟世镇院士（中）参观医学博物馆

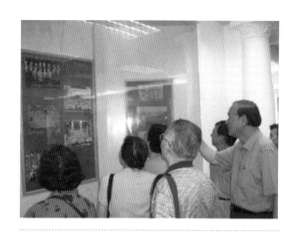

甄永苏院士（右一）与校友一起参观医学博物馆

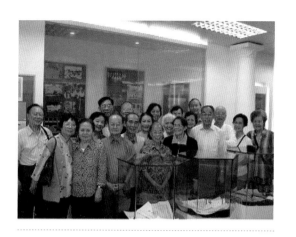

校友们参观医学博物馆

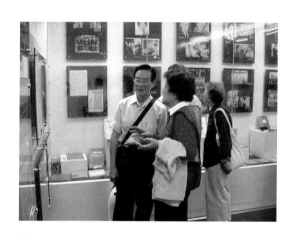

光华校友参观医学博物馆

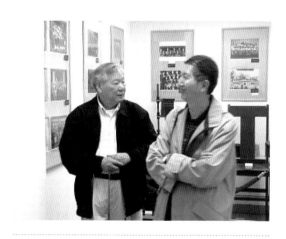

老校友参观医学博物馆

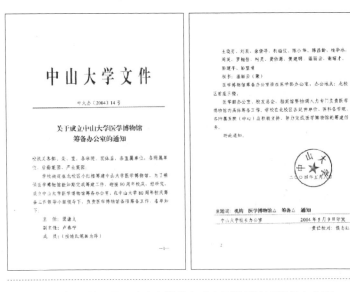

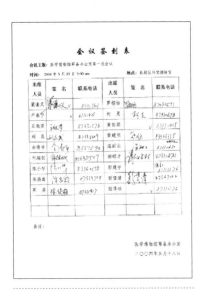

2004 年 5 月 8 日，中山大学发文成立医学博物馆筹备办公室

2004 年 5 月 19 日，医学博物馆筹备办公室第一次会议的签到表

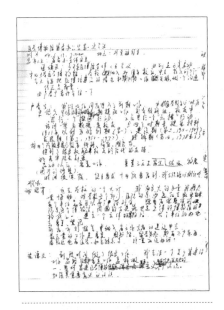

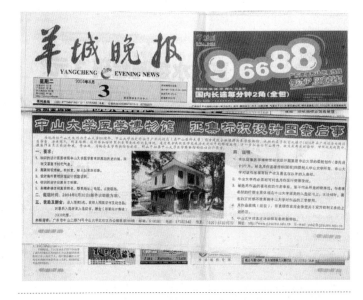

2004 年 5 月，医学博物馆筹备办公室第一次会议的记录

2004 年 8 月 3 日，公开征集医学博物馆标识图案

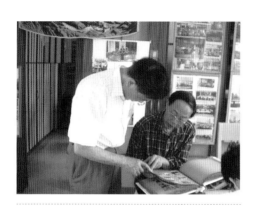

至郑国柱教授家中征集李绍珍院士的历史资料

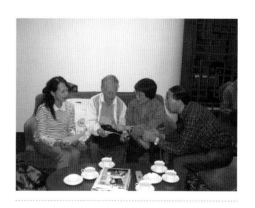

向光华医学院创办人梁培基、郑豪、陈垣的
后人征集历史资料

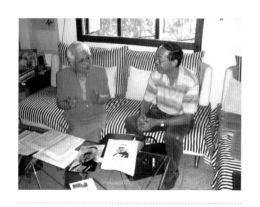

至梁培基的外孙女李以庄教授家中征集
梁培基的历史资料

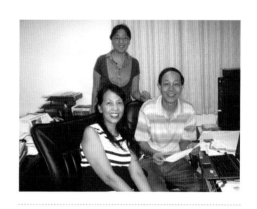

向梁培基的孙女梁少华老师征集历史资料

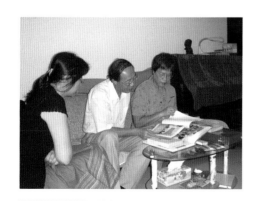

至陈垣的孙女陈练柔老师家中征集历史资料

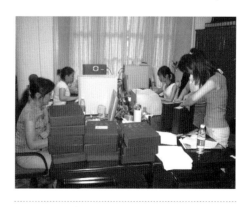

医学博物馆工作人员与学生助理整理收集到
的历史资料

中山大学医学博物馆展厅结束语

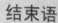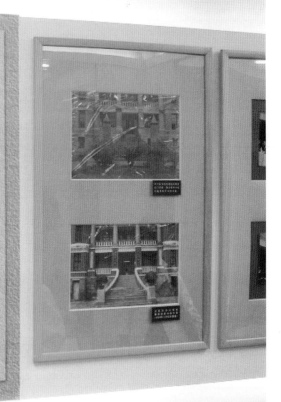

结束语

我校医学教育的漫漫长路，只是人类历史上的瞬间。然而，这历史的瞬间使我们产生了强烈的沧桑感、自豪感和使命感。

医学博物馆陈列的文物、图片，仅仅是我校医学教育一百多年厚重历史积淀的一角，却见证了华南地区乃至中国医学教育从近代走向现代这段非同寻常的历史进程。"历史是一面镜子"，通过医学博物馆这面"镜子"，我们可以缅怀前贤先师的高风亮节和辉煌业绩，领略杏林学子的济世情怀与治学精神，感受海内外校友爱国爱校、扶掖后学的拳拳之心与赤子之情，铭记各级领导的亲切关怀和社会贤达的鼎力襄助。

我们在回眸历史、思考现在、瞻望未来之际，千千万万的杏林学子，正如长江之水，一浪高于一浪，奔向广袤浩瀚的医学海洋。

中山大学医学博物馆在广州市第三届广府文化节举办中山大学医科教育史展

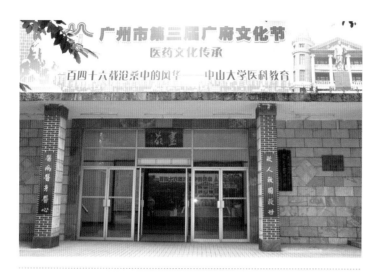

第三届广府文化节中山大学医科教育史展（1）

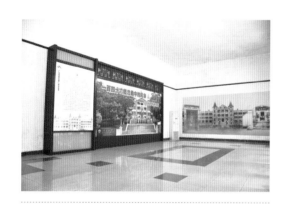

第三届广府文化节中山大学医科教育史展（2）

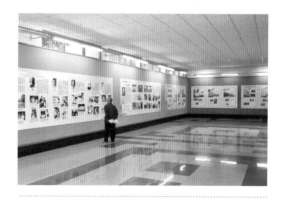

第三届广府文化节中山大学医科教育史展（3）

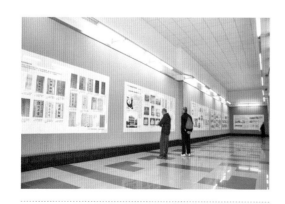

第三届广府文化节中山大学医科教育史展（4）

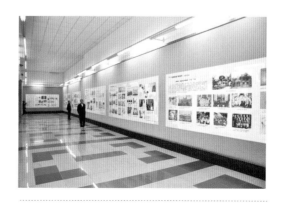

第三届广府文化节中山大学医科教育史展（5）

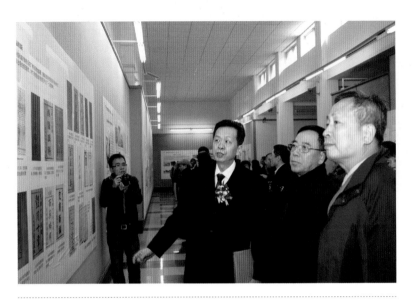

为参观展览的来宾讲解（1）

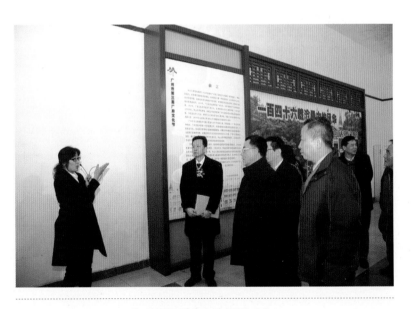

为参观展览的来宾讲解（2）

后　记

　　《中山大学医学博物馆展藏品选》得到谢昭材老师、彭建平老师的审
核校正，在此深表感谢。

后　记